준비된
사람만
누릴 수 있는
100세
건강시대

준비된
사람만
누릴 수 있는

100세
건강시대

뉴스1 편집국 • 글

제1권

news1

제1장   식습관이 **건강을 결정한다**

제2장   운동으로 **건강을 지킨다**

제3장 생활 속의 **건강 지키기 습관**

제4장 몸이 보내는 **이상 신호**

유엔이 2015년 발표한 인류의 새로운 생애 주기별 연령은 우리의 기존 관념을 깨뜨린다. 18~65세가 '청년', 66~9세가 '중년', 80~99세가 '노년', 100세 이상이 '장수 노인'이라고 한다.

1970년 62.3세에 불과했던 우리나라의 기대수명이 2021년에는 83.6세로 대폭 늘어난 것을 보면 더 체감이 된다. 예방 의학, 질병 치료 기술, 신약 개발 등 의학과 과학의 눈부신 발달로 인해 '수명연장', '100세 시대'라는 인간의 오랜 꿈이 우리 눈앞에 펼쳐지고 있다.

그런데 늘어나는 수명만큼 '무병장수'하며 살면 좋겠지만, 주변을 둘러보면 단순한 계절성 질환은 물론 당뇨, 고혈압, 치매 같은 만성·중증 질환을 겪는 사람이 많아 안타깝다. 통계청에 따르면, 한국인의 건강수명은 66.3세에 불과하다고 한다. 바꿔 말하면, 평균적으로 66.3세 이후 약 17년 정도는 '유병장수'한다는 의미다.

얼마 전 느닷없이 찾아온 코로나19 사태가 지구촌을 휩쓸고 지나갔다. 우리는 눈에 보이지도 않는 바이러스로 인해 일상이 무너지고, 업무 방식이 변하고, 만남이 통제되고, 더러는 소중한 사람을 떠나보내는 아픔도 경험했다.

이런 혼란 속에서 우리는 '세상에서 가장 중요한 것은 돈도 명예도 아닌 건강'이라는 진부한 말이 사실은 가장 위대한 진리였다는 점을 새삼 깨달았다. 아무리 문명이 고도로 발달했어도 우리가 여전히 각종 질병의 위협 속에서 살고 있다는 점도 자각했다.

이로 인해 사람들의 건강에 대한 관심은 그 어느 때보다 높아졌다. 특히 늘어난 수명에 대한 기대감을 반영한 '100세의 삶'을 다루는 콘텐츠들이 눈에 띄게 증가하고 있다. 유튜브, 블로그를 비롯한 다양한 매체와 플랫폼에서 이와 관련한 각종 정보와 자료가 넘쳐나고 있다.

하지만 이러한 정보의 양적 증가가 달갑지만은 않다. 사람들의 정보 획득은 과거에 비해 손쉬워졌지만, 한편으로는 도처에 허위 정보와 가짜 뉴스가 난무하기 때문이다.

특히, 건강 분야의 그릇된 정보는 잠재적 해악성이 매우 크다. 우리 인생, 가족의 행복과 직결된 문제이기 때문이다. 실제로 근거 없는 그릇된 상식이나 속설을 그럴듯한 알짜 정보로 포장하여 다수의 사람에게 해를 주는 경우가 적지 않다.

이러한 상황에서 이번에 뉴스1의 『100세 건강시대』출간은 무척이나 반가운 일이다. 다양한 질병을 소개하며, 의료 전문가들의 진단과 조언을 바탕으로 오랜 기간 건강한 삶을 누릴 수 있는 검증된 정보와 방법을 선별해서 구체적으로 제시하고 있기 때문이다.

이 책의 내용들은 뉴스1이 2021년부터 연재하고 있는 '100세 건강' 코너의 기사들을 집대성하고 재구성한 것이다. '100세 건강' 코너는 올바른 의학 정보에 기초해 생명과 직결되는 고급 건강 정보를 접할 수 있는 공간이다. 평소 이 기사들을 즐겨보는 편인데, 우리가 주변에서 접하는 다양한 질병들을 다루고 있어 실생활에 유익하고 도움이 된다.

기사들은 주로 각각의 질병에 대해 실제 발병 사례, 증상, 놓치기 쉬운 병의 신호, 대처법 등을 소개한다. 또한, 성인병을 비롯해 계절성 질환, 여성 질환, 노화 관련 질환, 나쁜 습관에 따른 질환, 마음의 병 등에 관한 유용한 정보를 심도 있게 다루고 있다.

이뿐만 아니라 병의 접근을 미리 차단하기 위한 생활 속의 예방법도 구체적으로 소개한다. 여기에는 올바른 생활 습관과 식습관, 운동의 중요성, 운동 방법, 질병을 포착할 수 있는 자가 진단법 등이 포함된다.

이러한 유익한 기사 내용들을 이 두 권의 책을 통해 한꺼번에 볼 수 있게 되었다. 이 두 권의 책은 우리 주변에서 흔히 만나볼 수 있는 질병과 건강 이슈를 다루고 있기 때문에 누구나 공감할 수 있고, 뉴스1

일선 기자들의 꼼꼼한 취재와 의료 전문가들의 설명과 견해를 곁들이고 있기 때문에 신뢰성이 대단히 높은 내용을 담고 있다.

핵심 메시지는 명확하다. 장수의 시대가 다가오고 있지만 누구나 다 건강하게 오래 살 수 있는 것은 아니라는 것이다. 즉, 평소 일상에서 건강에 대한 지속적인 관심을 가지고 미리 자기 몸을 잘 관리하고 질병이 다가오지 않도록 대비 태세를 갖추지 않으면 100세의 삶의 대열에서 낙오한다는 것이다.

건강할 때 우리 주변에 도사리고 있는 질병에 대해 미리 경계한다는 것은 불확실한 미래의 위험에 대비하는 보험 메커니즘과도 유사하다. 그래서 이 책에 더욱 관심이 가기도 한다. 또한, 이 『100세 건강시대』시리즈가 앞으로도 계속 출간된다고 하니 이에 대한 기대감도 크다.

우리는 무엇보다도 신뢰성 있는 건강 정보를 많이 알아야 한다. 또한, 이러한 정보를 나와 가족, 주변의 사람들의 건강 관리에 실질적으로 활용해야 한다. 이 책은 이 두 가지 목적을 충족할 수 있는 건강 지침서다. 누구나 옆에 두고 탐독하기를 적극 추천한다. 많은 사람이 이 책을 통해 100세 시대를 '무병장수'하며 살아가기를 기원한다.

KB손해보험 대표이사
김기환

의학의 아버지 히포크라테스는 "이유 없이 갑자기 생기는 병은 없다"고 말했다. 생각보다 많은 질병이 우리의 평소 생활 습관과 밀접한 관계가 있다. 그리고 이러한 생활 습관을 형성하는 것은 근본적으로 우리의 인식이다. 따라서 건강에 대한 우리의 올바른 인식이 건강 관리의 출발점이 되어야 할 것이다.

이러한 의미에서 뉴스1이 출간한 『100세 건강시대』는 건강에 대한 올바른 인식을 통해 올바른 행동(대비)을 끌어낸다는 점에서 의미가 있다. 이 책은 인간의 기대수명이 100세에 이른 시대를 맞아 우리가 반드시 알아야 할 필수 의학 정보를 주요 내용으로 한다.

이 책은 뉴스1 의학 담당 기자들이 취재해 연재했던 '100세 건강' 코너의 기사들을 단행본 시리즈로 기획해 엮어낸 것이다. 다양한 질병의 원인, 증상, 대책 등을 다루고 있으며, 여기에 많은 해당 분야

의료 전문가의 설명을 인용해 신뢰성 있는 정보를 전달하고 있다.

의료인의 입장에서 인간의 수명이 늘어난다는 것은 대단히 고무적이고 반가운 일이다. 하지만 한편으로는 단순히 수명이 길어진다고 해서 인류의 행복이 실현되는 것인지에 대한 의구심도 든다. 길어진 수명만큼 건강하게 잘 살면 좋겠지만, 현실적으로는 각종 질병에 시달리며 살아갈 기간이 늘어날 가능성도 높기 때문이다.

『100세 건강시대』는 바로 이러한 점을 잘 짚어내고 있다. 무조건 오래 사는 것이 중요한 것이 아니라 건강함을 오래도록 지속 가능하게 하는 삶이 중요하다는 메시지를 전하고 있기 때문이다. 이는 더 나아가 생산적인 삶, 가치 있는 삶, 의미 있는 삶이 무엇인지에 대한 근본적인 생각을 하게 만든다.

아무리 의학이 발달해 인간의 생명을 연장할 수 있다고 해도, 이에 동반하는 시간, 비용, 에너지, 정신건강 등의 막대한 소모를 생각하지 않을 수 없다. 따라서 가장 이상적인 것은 평소 올바른 건강 관리를 통해서 오래 살면서도 건강한 신체와 정신을 유지하는 일일 것이다.

건강한 삶을 오래 유지하려면 정확한 의료 정보를 많이 알아야 하고, 이를 바탕으로 질병을 예방하고, 질병이 찾아온 경우에는 적절하게 대처해야 한다. 하지만 최근 검증되지 않은 의료 정보나 가짜 뉴스가 무분별하게 쏟아지고 있다. 이는 사람들의 판단력을 흐리게 하고, 건강에 직결되는 부정적인 영향을 끼친다.

따라서 건강한 100세의 삶을 위한 대전제는 무엇보다도 과학적으로 검증된 전문적인 정보에 기반해야 한다는 것이다. 그러한 기준에서 볼 때, 이 책은 해당 질병에 대해 정확한 팩트(fact)의 취재와 함께 의료 전문가들의 설명과 견해를 인용한 고급 정보를 다루고 있다는 점이 가장 큰 장점이다. 이 책에서 적시적소에 우리 의료계의 전문가들이 참여해 정확한 정보를 전달하고 있다는 점은 무척 다행스러운 일이다.

우리는 의학과 과학이 발달에 힘입어 100세의 삶을 바라볼 수 있게 됐다. 하지만 우리 주변 곳곳에는 온전한 100세의 삶을 위협하는 요소가 너무나 많다. 우리의 먹는 음식, 행동, 습관 등이 쌓이고 쌓여 결국 병을 부르기도 한다.

몸이 보내는 이상 신호를 제때 알아채지 못해 큰 병을 키우기도 한다. 건강에 관한 부족한 상식이 노화를 앞당기기도 하고, 잘못된 습관이 성인병을 부르기도 한다.

이 책은 바로 이러한 우리 주변의 건강 이슈들을 다루고 있다. 미리 알고 대비해서 자기 관리에 충실하다면 최대한 피하거나 최소한 늦출 수 있는 질병들이 대부분이다.

100세를 살아간다는 것이 마냥 축복은 아니다. 건강하지 못한 상태라면, 수명연장은 오히려 고통일 수도 있다. 우리는 아프지 않은 100

세의 삶을 지향해야 한다. 그러기 위해서는 항상 건강에 대한 경각심을 가지고 평소 생활 속에서 건강을 유지하는 삶을 실천해야 한다.

『100세 건강시대』는 100세 시대를 의미 있게 살아가는 데 필수적인 내용들을 담고 있다. 지속 가능한 건강한 삶을 위한 길잡이로서 적극 추천한다. 남녀노소 누구나 보고 활용할 수 있는 검증된 유용한 의학 상식과 지식을 얻을 수 있다.

또한, 다양한 질병의 종류를 알려줌으로써 건강에 대한 경각심을 촉구하고, 질병에 걸리기 전에 이를 방어할 수 있는 노하우를 전한다. 각종 질병에 대한 정확한 정보는 건강에 대한 인식을 새롭게 하고 자기 몸을 더욱 아끼고 소중하게 대하는 계기를 마련해 줄 것이다.

이 책을 곁에 두는 것은 나와 내 가족, 더 나아가 내 주변 사람들의 건강을 지키는 출발점이 될 수 있다. 이 책을 통해 누구든 앞으로 다가올 100세의 삶을 건강하고 즐겁게 마음껏 누릴 수 있도록 준비할 기회를 마련하기를 기원한다.

순천향대학교 서울병원장
이정재

김범준 중앙대학교병원 의생명연구원장, 중앙대의과대학 피부과 교수

뉴스1에서 연재해 온 '100세 건강' 코너의 기사들이 책으로 출간
됐다는 소식에 반가운 마음과 기대가 크다. 인터넷에 넘쳐나는 건강
정보 홍수 속에 뉴스1 의학 담당 기자들이 다양한 건강 질환에 대해
대한민국을 대표하는 권위 있는 대학병원 교수 전문의 위주의 인터
뷰 및 자문을 통한 깊이 있고 정확한 취재를 통해 올바른 건강 지식
을 제공하는 『100세 건강시대』를 필독서로 추천한다.

박선진 경희대학교병원 대장항문외과 교수

이 책은 뉴스1 의학 담당 기자와 의사들의 협력을 통해 탄생한 건
강백서다. 일반적인 건강 생활 수칙부터 전문적이고 정확한 의학 정
보까지 제공한다. 각 분야의 전문의를 통해 신뢰할 수 있는 통찰과

조언이 풍부하게 수록돼 있다. 더 오래 건강하게 살기 위한 필독서로 건강을 소중히 여기는 모든 이들에게 강력히 추천한다.

백유진 한림대성심병원 가정의학과 교수

『100세 건강시대』는 우리가 꼭 알아야 할 건강 상식에서부터 성인병, 여성 질환, 노화, 계절성 질환, 정신건강은 물론 질병 예방과 최신 치료법에 이르기까지 다양하고 폭넓은 주제를 다루고 있다. 참여한 의료 전문가들의 수준 높은 설명과 뉴스1의 편집력이 돋보인다. 어려운 의학용어들을 독자들이 이해하기 쉽게 잘 풀어놓았다. 온라인과 소셜 미디어(SNS)상에서 난무하는 의학 정보들 속에서 차원이 다른 진주 같은 내용만을 담아낸 『100세 건강시대』를 적극 추천한다.

송태진 이대뇌혈관병원장

각종 건강 정보가 넘쳐나는 '100세 시대'다. 하지만 너무 많은 건강 정보가 오히려 우리의 건강에 해가 될 수도 있다. 그러한 점에서 의료 전문가들의 검증을 거쳐 독자들에게 올바른 건강 정보를 제공하고 있는 뉴스1의 '100세 건강' 기획 기사들이 책으로 출판됐다는 것은 의료인의 한 사람으로서 무척 반가운 일이다. 건강에 관심이 많은 사람들이 이 책을 통해 정확하고 유용한 건강 정보를 얻기를 희망한다.

양은주 대림성모병원 재활의학과 과장 겸 연세대학교 미래융합연구원 연구교수(암재활 전문의)

가치라는 말의 어원인 라틴어 'valere'는 '건강하다'는 의미를 가지고 있다고 한다. 질병이 있는 상황에서 다시 스스로의 기준을 만들수 있는 자로 회복되는 과정은 참으로 위대하다. 당연하다 여겼던 삶의 정상이라는 기준을 새로 창조한다는 것은 얼마나 어려운 일인가. 그 과정에 필요한 지혜들을 모아 보물꾸러미처럼 책으로 엮은이의 정성이 고맙다. 이 책을 읽으며 다시 활기찬 삶을 시작하는 모두를 응원한다.

이상철 삼성서울병원 순환기내과 교수

'한강의 기적'이라 불리는 대한민국의 발전과 더불어 우리나라 사람들의 기대수명 역시 급격히 늘었다. 이제 '100세 시대'란 말이 더이상 낯설지 않은 말이 되었다. 하지만 '수백우백(壽百又百)'이라 하여 '100년을 살았으니 100년을 더 살기를 기원한다'는 말이 있듯이, 『100세 건강시대』는 단순한 기대수명을 떠나 건강히 100세를 살아가고 그 이후까지 생각하고자 하는 바람들을 차곡차곡 쌓아 정리한 책이라고 생각한다. 가족의 건강을 지킬 소중한 정보들이 곳곳에 잘 정리되어 있으니, 곁에 두고 차근차근 꼼꼼히 읽어 보고 참고하기를 권한다.

병원이라는 공간에서는 치료와 재발, 고통과 회복, 눈물과 웃음 등 수많은 희로애락이 교차한다. 이 책은 딱딱한 건강 지침서가 아 닌 사람들의 이야기다. 질환으로 고통받는 환자와 가족, 이들의 아 픔을 어루만지기 위해 고군분투하는 의료인들의 생생한 순간들을 고스란히 담고 있다. 동시에 깊은 전문성과 철저한 연구에 기반하고 있다. 100세 건강을 준비해야 하는 모든 사람을 위한 필독서로 이 책 을 처방하고 싶다.

최근 출처가 불분명한 건강·의학 정보가 논란을 유발하는 경우 가 종종 있다. 다양한 인터넷 사이트와 SNS, 유튜브 건강 관련 채널 등이 늘어나면서 사람들에게 무분별하게 전달되는 잘못된 정보는 큰 사회적 문제가 되고 있다. 이러한 가운데 뉴스1의 '100세 건강' 코 너는 건강에 관한 다양한 주제의 정보를 전문가의 견해를 담아 독자 들에게 전달해 왔다. 이 유용한 정보들이 『100세 건강시대』 시리즈 로 새롭게 엮어 출간되니 반가운 마음이다. 많은 사람이 이 책을 통 해 다양한 질환에 대한 검증된 의학 지식을 습득할 기회를 가질 수 있기를 기대한다.

'호모 헌드레드(Homo Hundred)'라는 용어가 있다. 인간이 100세 넘게 사는 것이 보편화되는 시대가 현실이 되어가고 있음을 의미한다. 단순히 수명이 길어진 것이 아니라 건강을 잘 유지하며 오래오래 잘 사는 삶을 의미한다.

유엔이 2009년 '세계인구고령화(World Population Aging)' 보고서에서 처음 이 용어를 사용한 이후, 2000년에는 6개에 불과했던 평균수명 80세를 넘는 국가가 지난 2020년에는 30개국을 넘어섰다. 바야흐로 본격적인 '호모 헌드레드 시대'가 바짝 다가온 것이다.

전 세계의 100세 이상 인구는 2021년 34만 3,000명에서 2050년에는 320만 명으로 약 10배가량 증가할 것으로 보인다. 우리나라도 예외는 아니다. 통계청 인구동향조사와 인구총조사에 따르면, 우리나라는 100세 이상의 고령인구가 2017년 3,943명, 2018년 4,249명,

2019년 4,874명, 2020년 5,624명으로 점차 증가하는 추세다.

100세 시대를 촉진하는 것은 의학, 과학, 기술, 경제, 산업 등의 발달이다. 넘쳐나는 먹을 것, 건강 정보와 지식, 첨단 의료 기술이 유사 이래 최고의 풍요로움을 뒷받침하고 있다.

하지만 수명이 전보다 좀 늘었다고 해서 우리 앞에 마냥 장밋빛 인생이 펼쳐지는 것은 아니다. 우리는 그 어느 때보다 많은 질병의 위협 속에서 살아가고 있다.

노화에 따른 질병은 어쩔 수 없다고 해도, 아이러니하게도 우리 시대의 많은 질병은 우리가 창조한 풍요로움과 무관하지 않다. 현대인들은 고혈압, 당뇨병, 뇌졸중 등 각종 성인병에 노출되어 있다. 또한, 잘못된 생활 습관으로 인해 유발되는 질병도 많다. 현대인치고 만성적인 건강 문제 한두 개쯤 달고 사는 것은 드문 일이 아니다. '무병장수'가 아니라 '유병장수'인 셈이다. 따라서 보다 정확한 각종 질병에 대처하기 위한 건강 상식과 정보가 필수적이다.

100세의 삶이 누구에게나 당연하게 실현되는 것은 아니다. 평소 건강관리가 제대로 된 사람만이 건강하고 오랜 삶을 누릴 수 있다. 이 책은 바로 삶의 양과 질이 모두 중요해진 시대를 살아가는 데 필요한 지식과 정보를 담은 건강 지침서다.

건강에 관심을 가지고 평소 자기 건강을 꾸준하게 잘 관리하는 오로지 '준비된 사람'만이 '100세 건강시대'라는 문명의 혜택을 누릴 수 있다. 이 메시지를 전하는 것이 이 책의 목적이다.

건강 관리의 출발은 무엇보다도 올바른 건강 정보의 획득이다. 엄청나게 많은 정보의 홍수 속에서도 공신력 있고, 실제로 생활 속에서 실천 가능한 정보를 가려내고 활용하는 것이 중요하다.

이에 뉴스1은 2021년부터 본격적인 100세 시대의 흐름에 누구든 합류하도록 돕기 위해 '100세 건강'이라는 코너를 통해 건강 관련 기사들을 연재하며 독자들의 큰 호응을 받아왔다. 이 책은 그 기사들로 기획된 시리즈의 첫 발걸음이다.

이 시리즈는 일상에서 접하는 다양한 질병을 다루고 있다. 각종 질병의 현황, 증상, 원인, 대처법, 예방법 등을 소개하고, 전문의의 설명도 곁들여 알찬 정보를 전한다.

주요 내용은 성인병, 여성 질환, 계절성 질환, 노화, 정신 질환, 기타 질병 등으로 구성돼 있다. 또한, 몸이 보내는 건강의 적신호를 비롯해 건강을 유지하고 관리하는 데 필요한 운동법, 식사법, 생활 습관 등도 소개한다.

가장 큰 특징은 다루고 있는 각각의 질병마다 분야별 의료기관이나 의료 전문가들의 견해를 인용하고 있다는 사실이다. 이는 독자들이 속설이나 그릇된 상식이 아닌 과학적으로 검증되고 정확한 의학 정보를 바탕으로 자신의 건강을 관리하는 데 보탬이 될 것이다.

이제 얼마나 오래 사느냐보다 어떻게 잘 오래 사느냐가 더 중요한 이슈다. 누구든 문명 발달에 따른 장수의 혜택을 맘껏 누리면서도 인간의 존엄성을 유지하고, 생산적이며, 가치 있는 삶을 사는 것이 인생의 지향점이 되어야 한다. 이를 위해 일상에서 질병이 발생할 수 있는 위험 요소를 충분히 인식하고 대비하는 것이 중요하다.

이 책에는 우리 주변에서 흔히 볼 수 있는 다양한 질병의 현황과 많은 전문적인 의학 정보와 건강 정보가 담겨 있다. 그럼에도 내용은 무겁지도, 지루하지도 않다. 책 전반에 실려 있는 다양한 그래픽과 도표 등 시각 자료는 글의 내용에 대한 이해를 돕는다. 곁에 두고 가볍게 읽으면서도 건강에 관한 생활 밀착형 정보를 얻을 수 있다.

이 책은 '100세 삶의 시대', '호모 헌드레드 시대'의 여정을 함께하는 데 유용한 동반자다. 일상의 벗처럼 가까이 두고 시간 나는 대로 틈틈이 읽으며 건강 상식을 쌓아간다면 건강 관리의 유용한 지침이 될 것이다. 아울러 보다 활기 있고 가치 있는 삶을 오래도록 이어가는 데 필요한 통찰과 혜안을 얻게 될 것이다.

제1장

식습관이
건강을
결정한다

01

달달함에
자꾸 손이 가네

당류 과다 섭취는
뇌 건강까지 망치는 지름길이다

●

| 의학 자문 인용 |

분당서울대병원

●

"단 것을 지나치게 많이 먹으면
우울증 위험이 커지고 기억력이 떨어진다.
치매, 당뇨, 비만, 암 등의
발병 위험도 높인다."

당류를 많이 먹으면 각종 질병에 걸릴 위험이 커진다. 달콤한 맛에 자꾸 손이 가지만, 과다 섭취는 건강을 망치는 으뜸 지름길이다.

당류는 탄수화물 가운데 분자가 작고 물에 녹아서 단맛이 나는 화합물이다. 당을 구성하는 분자 수에 따라 단당류, 이당류, 다당류 등으로 구분된다.

2018년 국민건강영양조사 결과를 보면, 우리나라 국민의 일 평균 당류 섭취량은 58.9g이다. 티스푼 14~15개 분량이다. 세계보건기구 (WHO) 권고량인 1일 열량의 10%, 2,000㎉ 기준 50g 미만을 초과하는 수치다.

한국인들은 과일, 음료, 우유류 등을 통해 당을 많이 섭취한다. 연령별로는 10대 청소년(10~18세)이 70.2g으로 섭취량이 가장 많다. 문제는 과일보다는 가공식품을 통한 당 섭취의 증가다.

어린이와 청소년을 중심으로 당류 섭취가 급속도로 늘고 있다. 국내 3~5세 영유아는 하루 섭취 총열량의 10.1%, 12~18세 소아·청소년은 10.3%가 당류다. WHO 권고량을 웃도는 수치다.

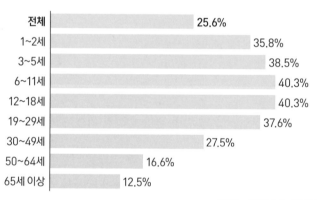

| 2021년 당류 섭취량 WHO 권고 기준 초과 비율 |

전체	25.6%
1~2세	35.8%
3~5세	38.5%
6~11세	40.3%
12~18세	40.3%
19~29세	37.6%
30~49세	27.5%
50~64세	16.6%
65세 이상	12.5%

자료: 세계보건기구(WHO)

분당서울대병원에 따르면, 당류를 과다 섭취하면 치매, 비만, 당뇨병 등 만성질환과 암 발병 위험을 높인다. 각종 질병을 일으키는 만병의 근원으로 부를 만하다.

신체에 당분이 과도하게 쌓이면 인슐린 저항성이 증가하면서 뇌기능이 떨어진다. 또 기분과 행동을 좌우하는 신경전달물질을 교란

해 신경염증 반응을 일으킨다. 이로 인해 우울증 위험도 커진다. 우울증은 치매 발병 위험을 2~3배 증가시키는 위험 요인이다.

사람의 뇌는 포도당을 기본적인 에너지원으로 사용한다. 그런데 당류를 과다 섭취하면 뇌 기능뿐만 아니라 크기에도 나쁜 영향을 미친다. 기억력 중추인 해마(기억을 저장하고 공간 개념, 감정을 조절하는 신체 기관)가 쪼그라든다.

포도당의 혈중 수치가 높으면 해마 크기가 작아지고 기억력도 떨어진다. 단맛에 끌려 군것질을 자주 하는 것은 뇌 건강이 나빠지는 지름길이다.

21세기 신종 전염병으로 불리는 비만도 당류 과다 섭취가 원인이다. 비만은 다양한 원인이 복합적으로 작용해 발생하지만, 그중 당류 섭취는 무시할 수 없는 요인으로 꼽힌다.

당류를 과도하게 먹으면 비만 위험도가 1.39배가량 높아진다는 연구 결과도 있다. 탄수화물의 일종인 당류는 우리 몸의 중요한 에너지원이지만, 이를 다 소비하지 못하면 지방으로 쌓인다.

뚱뚱한 사람은 정상체중인 사람에 비해 관상동맥 질환은 4배, 뇌졸중은 6배, 고혈압은 12배, 당뇨병은 6배가량 발병 위험이 크다. 인간은 체질량지수와 허리둘레가 증가할수록 사망 위험이 커지는데, 이 역시 당류가 악영향을 미친다. 당류 섭취에 의한 비만은 각종 질병을 일으키고, 정신적인 질병까지 일으키는 위험 요인이다.

당뇨병도 당류 과다 섭취로 인해 발병할 수 있다. 당뇨병은 소변에서 당이 배출되는 질병이다. 몸속에서 다 소진되지 않고 남은 당분이 혈액 속에 과도하게 남는다. 그중 제2형 당뇨병은 환경적, 유전적 요소가 복합적으로 발생한다. 환경적 요인으로는 고열량의 식단, 운동 부족, 스트레스, 노화 등이 원인이다.

당류를 과다 섭취하면 혈중 내 포도당 농도를 급격히 올리고 내리는 등 혈당 변동성을 높인다. 이는 심혈관계 건강에 나쁜 영향을 미칠 수 있다. 과도한 당류 섭취는 비만을 일으키고 당뇨병 위험을 높이는 동시에 합병증을 발생시킨다.

과도한 당류 섭취는 암세포를 키우는 부작용도 유발한다. 암세포는 정상세포보다 많은 포도당을 소비한다. 포도당과 과당이 합쳐진 설탕을 많이 먹으면 암세포의 성장과 진행을 촉진하게 된다.

설탕을 이루는 포도당과 과당 중 더 나쁜 것은 과당이다. 과당은 단맛이 강하다. 뇌 보상체계를 자극하고 중독을 일으킨다. 또 평소보다 음식 섭취량이 많아진다. 당분을 섭취하면 몸에서 인슐린을 분비하는데, 암세포 성장을 유발할 수 있다.

과당은 인슐린 분비를 조금 자극하지만, 설탕은 다르다. 설탕에는 포도당이 함께 있어 인슐린 분비가 많아지고, 과당의 암 촉진 효과가 강화될 수밖에 없다. 음식은 암 발생과 연관성이 깊다. 특히 설탕은 대장암과 췌장암 발병에 영향을 미친다.

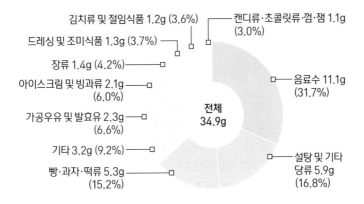

김치류 및 절임식품 1.2g (3.6%)
드레싱 및 조미식품 1.3g (3.7%)
장류 1.4g (4.2%)
아이스크림 및 빙과류 2.1g (6.0%)
가공우유 및 발효유 2.3g (6.6%)
기타 3.2g (9.2%)
빵·과자·떡류 5.3g (15.2%)

캔디류·초콜릿류·껌·잼 1.1g (3.0%)
음료수 11.1g (31.7%)
설탕 및 기타 당류 5.9g (16.8%)

전체 34.9g

자료: 국민건강보험공단

당류 섭취를 줄여야 한다. 건강하게 섭취하는 것도 중요하다. 우선 과일과 채소 섭취를 늘려야 한다. 음식을 조리할 때는 설탕을 포함한 조미료 사용을 줄여야 한다. 양파와 파로 자연적인 단맛을 내면 좋다. 가공식품을 구입할 때는 영양 정보를 확인해 당류 함량이 적은 식품을 선택해야 한다.

일상생활 속에서 당류를 줄이는 습관도 길러야 한다. 우선 탄산음료 대신 물 또는 탄산수를 마신다. 탄산음료 1병(350ml)을 마시지 않으면 당류 섭취량 40g을 줄인다.

믹스 커피 1잔에 들어 있는 당류는 12g이다. 커피에 넣는 시럽을 1번(10ml)만 넣지 않으면 각설탕 2개 분량, 당류 6g(24kcal)을 줄일 수 있다. 간식은 과자·빵·떡류, 빙과류보다는 신선한 과일을 먹는다. 과자 1봉지(50g)와 아이스크림류 1스쿱(100g)을 사과 3조각(100g), 귤 1개 반(100g)으로 바꾸면 당류 섭취량 8g이 감소한다.

| 단맛 중독 자가 진단법 |

- ☑ 주변에 항상 스낵류 같은 간식거리가 있다.
- ☑ 옆 사람이 아이스크림, 초콜릿을 들고 있으면 먹고 싶다.
- ☑ 신맛보다 단맛이 나는 과일이 더 좋다.
- ☑ 가끔 지나칠 정도로 단 것이 먹고 싶다.
- ☑ 설탕을 많이 먹지 않으려고 의도적으로 노력한다.
- ☑ 이유 없이 짜증 나고 불안하고 우울해진 적이 있다.
- ☑ 하루 중 아무 의욕 없이 축 늘어지고 무기력할 때가 있다.
- ☑ 식사 후 디저트로 단 음식을 찾는 편이다.
- ☑ 대체로 살이 찐 편이다.

 # 진단 결과

2개 이하: 단맛 중독 아님   5개 이하: 경증 중독
8개 이하: 중증 중독   10개 이하: 심한 중독

"

귀 기울이 들인본다면
우리 몸은 우리에게
분명하고 구체적으로
얘기하고 있음을 알 수 있다.

– 삭티 거웨인 –

"

02
덜 짜고, 덜 달고, 덜 기름지게
건강한 식생활로 가꾸는 건강한 인생

●

| 의학 자문 인용 |

삼성서울병원

"곡류·생선·채소·과일·유제품 등
모든 영양소를 골고루 먹어야 하며,
아침밥은 반드시 먹고, 술을 멀리하고,
너무 짜지 않고, 운식이야 한다."

건강을 유지하려면 다양한 영양소를 섭취해야 한다. 모든 영양소가 한 번에 다 들어 있는 식품은 없다. 식품을 골고루 먹어야 하는 이유다. 특정한 식품만 과도하게 먹으면 영양학적으로 문제를 일으킨다.

삼성서울병원에 따르면, 식품은 주된 영양소에 따라 6가지 식품군으로 나뉜다. 균형적인 식사를 하려면 6가지 식품군에 해당하는 식품들을 골고루 먹어야 한다.

첫 번째는 곡류다. 곡류는 잡곡밥과 빵, 감자, 고구마, 잔치국수 등이 대표적이다. 곡류의 주요 영양성분은 탄수화물이다. 탄수화물은 생명을 유지하고 활동을 하는 데 필요한 에너지의 중요한 공급원인이다.

두 번째는 고기, 생선, 계란, 콩류다. 단백질이 풍부한 식품이다. 단백질은 체내 주요 구성성분이다. 에너지원으로 사용되고 근육과 피부, 머리카락 등을 구성한다. 또한, 면역기능에 관여하거나, 호르몬과 효소, 신경 전달 물질을 만들어 몸속 수많은 대사와 화학반응을 조절한다.

세 번째는 채소류다. 채소류는 칼로리가 낮고 식이섬유와 비타민, 무기질이 풍부하다. 식이섬유는 사람 소장에서는 소화되지 않아 배변 활동 및 정장 작용에 도움을 준다. 채소에 풍부한 비타민과 무기질은 우리 몸의 생리적 기능을 조절한다.

네 번째는 사과와 키위, 귤, 블루베리 등 과일류다. 과일류는 채소류와 마찬가지로 비타민과 무기질, 식이섬유가 풍부하게 들어 있다. 식이섬유 섭취를 늘리려면 주스보다는 생과일로 섭취할 것을 권장한다. 다만, 과도하게 먹는 것은 좋지 않다.

다섯 번째는 유제품류다. 우유와 치즈, 아이스크림 등이다. 유제품류에는 단백질과 무기질, 특히 칼슘이 풍부하게 들어 있다. 칼슘은 99%가 치아와 뼈를 구성한다. 나머지는 혈관 수축과 이완, 근육 수축, 신경 자극 전달 등에 중요한 역할을 한다.

여섯 번째는 유지와 당류다. 버터와 마요네즈, 참기름, 들기름,

꿀, 설탕, 당밀, 시럽, 사탕 등이다. 지방은 효율적 에너지원으로 필수 지방산을 공급하고, 우리 몸의 세포막과 신경계를 구성한다. 지용성 비타민 흡수도 돕는다. 그러나 지방을 과다 섭취하면 비만이 생긴다.

특히 포화지방산이나 콜레스테롤 섭취가 증가하면 관상동맥 질환 발생 위험이 커진다. 당류는 에너지를 공급하지만, 식이섬유는 거의 없다.

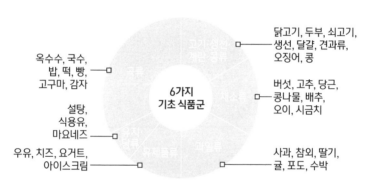

| 6가지 기초 식품군 |

옥수수, 국수, 밥, 떡, 빵, 고구마, 감자

설탕, 식용유, 마요네즈

우유, 치즈, 요거트, 아이스크림

닭고기, 두부, 쇠고기, 생선, 달걀, 견과류, 오징어, 콩

버섯, 고추, 당근, 콩나물, 배추, 오이, 시금치

사과, 참외, 딸기, 귤, 포도, 수박

6가지 기초 식품군

자료: 보건복지부, 한국영양학회

보건복지부, 농림축산식품부, 식품의약품안전처가 지난 2021년 발표한 '한국인을 위한 식생활지침'도 눈여겨볼 만하다. 이 지침은 매일 신선한 채소, 과일과 함께 곡류, 고기·생선·달걀·콩류, 우유·유제품을 균형 있게 먹어야 한다고 안내한다.

구체적인 내용은 다음과 같다. 덜 짜게, 덜 달게, 덜 기름지게 먹는다. 물은 충분히 마신다. 과식을 피하고, 활동량을 늘려서 건강 체중을 유지한다. 아침 식사를 꼭 한다. 음식은 위생적으로, 필요한 만큼만 마련한다. 음식을 먹을 때는 각자 덜어 먹기를 실천한다. 술은 절제한다. 지역 식재료와 환경을 생각하는 식생활을 즐긴다.

| 삶의 행복도와 식생활 만족성 |

구분		삶의 행복도 (0~10점 척도, 평균)	먹거리 식생활 만족도 (0~10점 척도, 평균)	행복과 먹거리 식생활 만족도와의 상관성
	전체	6.85	6.95	0.668
	만 18~29세	6.95	6.88	0.728
	30대	7.37	7.25	0.525
연령별	40대	7.06	7.13	0.611
	50대	6.84	7.02	0.671
	60대	6.41	6.67	0.699
	70대 이상	6.09	6.55	0.672

자료: 서울특별시

우리나라 국민들은 과일과 채소 섭취가 줄고 있다. 반면 나트륨은 과잉 섭취하고 있고, 아동의 당류 과다 섭취도 문제다. 신종 코로나바이러스 감염증(코로나19) 유행 이후 고칼로리 배달 음식을 많이 섭취한 것도 나쁜 식습관에 영향을 미쳤다.

우리나라 국민들은 지난 10년 사이 나트륨 섭취량이 33.2% 감소했다. 식탁이 과거에 비해 싱거워졌지만, 여전히 국민 4명 중 3명은 권장량 이상의 나트륨을 섭취했다. 식습관 못지않게 건강한 생활 습관도 매우 중요하다. 무엇보다 앉거나 누워 있는 시간을 줄이고 30분마다 움직이는 게 좋다.

운동시설에 가기 어렵다면, 집에서 간단한 스트레칭과 체조, 근력운동을 해야 한다. 산책과 계단 오르기, 청소 등 일상생활 속 활동을 늘려야 한다. 야외나 환기가 잘 되는 실내에서 신체활동을 하는 게 좋다.

수면과 식사, 휴식, 운동 등 규칙적인 생활을 유지한다. 심리적으로 힘들 때는 가족 또는 친구와 소통하며 고민을 나눈다. 공신력 있는 정보에 집중해 정보 피로도를 줄이는 것도 정신건강을 지키는 지름길이다. 잠들기 전에는 전자기기 사용을 줄인다.

예방접종과 정기적인 건강검진은 건강한 삶의 필수다. 당뇨병과 고혈압, 심뇌혈관 질환 등 만성질환은 꾸준히 치료하고 관리한다.

03
여름 과일,
많이 먹으면 배 아파

찬 성질의 과채류는
복통을 일으킨다

여름은 수박, 참외, 복숭아, 포도, 살구, 자두 등 과일이 풍성한 계절이다. 그런데 달고 시원한 수박이나 참외, 새콤달콤한 자두 등을 먹고 배가 아프고 설사를 했다는 사람들이 꽤 있다.

한방에서는 과일도 찬 성질과 따뜻한 성질로 구별한다. 찬 성질의 과일(과채류)은 수박, 참외, 포도, 멜론, 귤, 파인애플, 배, 감, 바나나, 딸기, 자두 등을 꼽는다. 성질이 따뜻한 과일은 사과, 살구, 복숭아, 매실, 석류, 무화과, 대부분의 견과류가 해당한다.

물을 성질이 차다고 보기 때문에 수분이 많은 과일은 대부분 찬 성질의 과일로 분류된다. 1년 중 가장 더운 날들인 복날에 수박과 참외 등 찬 성질의 과채류를 먹는 이유는 음양의 균형을 맞추기 위해서다.

소음인 등 몸이 찬 사람은 찬 성질의 과일이 몸에 맞지 않는다. 반면, 소양인 등 몸에 열이 많은 사람은 찬 성질의 과일이 잘 맞는다. 하지만 '성질이 차다'는 것을 과학적으로는 어떻게 설명할 수 있을까. 수박이나 참외 등 많이 먹으면 배가 아픈 과채류에는 '먹었더니 속이 냉해지더라'는 경험 말고 실제로 복통이나 설사를 유발하는 성분들이 있다.

수박의 경우는 붉은 과육 속에 들어 있는 리코펜 성분이 과다 섭취 시 설사와 소화불량, 복부팽만을 일으킨다. 리코펜은 항산화물질이라 암을 예방하는 물질이기도 하지만 이처럼 주의할 점도 있다. 가뜩이나 수박은 수분 함량이 91%라 찬 수박을 먹는 것은 찬물을 벌컥벌컥 마신 것이나 다름없다.

자두에는 펙틴 같은 식이섬유와 소르비톨(당알코올)이 풍부해 많이 먹으면 배가 아플 수 있다. 서양에서 특히 건자두는 변비 특효약으로 알려져 있다. 소르비톨은 위장장애를 일으키는 식이 탄수화물인 포드맵(Fodmap) 식품이기도 하다.

과일의 단맛은 과당에서 나온다. 과당은 설탕의 구성 성분으로, 단당류인 포도당과 과당이 합쳐져 이당류인 설탕이 된다. 소르비톨 외에도 과당, 유당, 올리고당 등도 포드맵으로 분류된다. 포드맵은 소장에서 잘 흡수되지 않고 대부분 대장으로 이동하면서 삼투압 작용으로 인해 장관으로 물을 끌어당겨 장운동을 활성화해 심한 경우 설사를 일으킨다. 또 대장에서 빠르게 발효돼 많은 양의 가스를 만들어 내 복통이나 복부 팽만감을 일으킨다.

우유 속의 유당을 잘 흡수하지 못하는 사람이 있듯 과당도 흡수를 잘 못하는 이들이 있다. 과당 흡수 장애를 가진 이들은 많은 양을 먹지도 않는데 과당을 흡수하지 못해 복부팽만이나 복통을 겪는다.

대체로 많이 먹으면 안 좋다는 과일들은 장미목 장미과 식물의 열매들이다. 매실이나 살구, 복숭아, 자두 등이 이에 해당한다. 이들은 씨 주변에 실처럼 식이섬유가 붙어 있는 데서 알 수 있듯이, 식이섬유가 많고 신맛이 나서 위가 약한 사람들에게 속쓰림을 유발한다.

과당은 많이 먹으면 포도당보다도 건강에 나쁘다. 포도당은 체내 에너지로 바로 쓰일 수 있는데, 과당은 간으로 가서 포도당이나 글리코겐 등으로 형태를 바꿔야 사용될 수 있다. 그런데 과당을 너무 많이 섭취하면 간에 과부하가 걸려 과당이 지방으로 변한다. 그러면 간에 지방으로 축적되어 지방간 질환을 초래할 수 있고, 콜레스테롤 수치나 혈중 요산 수치를 올리고, 인슐린 저항성도 유발한다.

특히 음료 등에 사용되는 액상과당의 경우 이런 위험이 크다. 하지만 보통 과일은 섬유소나 비타민 등 다른 영양성분을 함유해 너무 많은 양을 먹지 않는 한 과당 위험을 걱정할 정도는 아니다.

04

복날 보양식,
무엇을 먹을까?

체질에 따라
맞는 음식 궁합이 있다

가만히 있어도 땀이 줄줄 흐르는 삼복더위가 찾아오면 체력 소모가 많아진다. 반면, 입맛이 떨어져 잘 먹지 못하게 된다. 이 때문에 선조들은 복날에는 삼계탕 등 보신할 수 있는 보양 음식을 먹었다.

그런데 한의학에서는 보양 음식도 체질에 맞춰 먹는 것을 권한다. 100여 년 전 우리나라 의학자인 이제마가 창안한 사상의학에서는 사람의 체질을 태음인, 소음인, 태양인, 소양인으로 나눴다.

이 사상의학에 따르면, 어떤 체질에 좋은 음식이 다른 체질에는 크게 도움이 안 되거나 도리어 나쁜 경우도 있다. 자신이 어떤 체질인지는 한의원을 찾아가 보면 가장 정확하게 알 수 있지만, 대체로 체형의 특성만 봐도 알 수 있다.

태양인은 가슴 윗부분과 어깨가 발달되어 넓고, 목이 굵은 대신 하체가 다소 약하다. 1만 명 중 10명 이내라고 할 만큼 수가 적어 구별이 어렵다. 말랐으면서 특별히 눈빛이 날카로우며 빛난다.

태음인은 체격이 크고 근육과 골격이 잘 발달되어 있으며 손발이 크고 상체보다 하체가 크다. 1만 명 중 절반이 태음인이다.

소양인은 가슴 부위가 발달했고, 반면 엉덩이와 하체가 약하다. 다리도 가늘며 보통은 마른 체형이 많다. 1만 명 중 3,000명 정도다.

소음인은 일반적으로 체구가 작지만, 몸매가 균형 잡혀 있고 얌전하고 온화한 인상이다. 1만 명 중 2,000명 정도가 소음인이다.

태음인은 여름 내내 땀을 많이 흘린다. 태음인은 몸에 노폐물이 누적되기 쉽고 더위를 잘 이겨내지 못하기 때문에, 노폐물을 걸러주는 역할을 하는 동시에 외부의 열 자극에 대해 생체 자동 체온 조절까지 해주는 땀을 많이 흘릴수록 좋다.

하지만 지나친 땀으로 인해 진액을 손실하는 경우가 많다. 이때는 콩국을 많이 먹도록 해야 한다. 이렇게 하면 땀으로 체내의 질소가 다량 배설된 상태를 정상으로 개선할 수 있다.

예전에는 '복죽'이라 해서 콩죽을 즐겨 먹거나 콩국수도 즐겼는데, 이들 콩으로 만든 모든 것이 태음인의 여름철 보양 특별 메뉴로 좋다. 어육류 중에는 참치회, 추어탕, 설렁탕 등이 좋고, 차는 매실차,

이외의 음료로는 유제품, 술로는 찬 막걸리 한 사발이 어울린다.

사상체질 중 소음인에 속하는 사람은 내성적이고 소극적인 성격이 많다. 여름철 내내 더위 때문에 육체적, 심리적으로 지친다. 땀을 흘리면 좋지 않고 설사가 잘 나는 체질이기에 수분이 많은 음식을 주로 먹게 되는 여름은 소음인에게 가장 견디기 어려운 계절이다.

소음인의 여름철 음식으로는 장어구이, 고등어자반, 메기매운탕, 염소 소주 등이 좋은데, 그중에서도 삼계탕을 여름철 보양 음식으로 자주 먹는 게 좋다. 닭을 비롯해 삼계탕의 재료인 인삼, 황기, 대추, 마늘, 찹쌀 등이 모두 소음인에게 좋은 식품이기 때문이다. 그중 인삼은 더위로 인해 약해진 소음인의 기를 보하는 약재 중에 가장 뛰어나다.

소음인에게 식재료로 인삼이 잘 어울리듯 차 역시 인삼차가 좋으며, 익모초차도 좋다. 인삼 한 가지만 끓여 마시지 말고 인삼, 맥문동, 오미자를 함께 끓여 꿀을 타서 마신다. 과일은 레몬이나 복숭아가 좋고, 술은 찬 맥주를 마시는 것보다 오히려 소주 한두 잔이 몸에 더 낫다.

태양인에게는 보양식으로 쇠고기나 돼지고기, 장어 등의 고단백고지방의 음식물은 좋지 않다. 더위에 너무 지쳤을 때는 잉어탕이나 잉어죽이 좋다. 즉, 내장을 걷어낸 잉어를 푹 고아 짜서 그 곰국을 마시거나, 잉어 고은 물에 살을 발라 넣고 쌀을 섞어 죽을 쑤어 먹는 것이다. 하지만 잉어 매운탕은 좋지 않다. 태양인에겐 맵고 뜨거운 음식이 안 좋기 때문이다.

메밀국수, 냉면, 막국수 등도 태양인에게 아주 잘 어울리는 여름철 음식이지만 맵게 하면 안 된다. 태양인에게는 과일 중에서 특히 포도가 아주 좋고 키위나 앵두도 좋다. 차 종류로는 솔잎차나 오가피차가 좋으며, 술을 마시지 않도록 해야 한다.

소양인 역시 소음인처럼 음(陰)의 계절인 겨울보다 양(陽)의 계절인 여름을 지내기 어렵다. 특히 여름이 시작되려는 때나 여름이 끝나고 가을로 접어드는 환절기에 몸의 기능 불균형이 일어난다.

소양인은 더위에 지친 몸을 돼지 삼겹살 같은 것으로 자주 보충해주어야 한다. 보리밥을 청국장에 비벼 오이냉국을 떠먹으면서 숙주나물, 가지무침 따위를 반찬으로 곁들이거나 물미역을 초장에 찍어먹으면 여름철 보양식 겸 별미가 된다.

선조들이 돼지고기에 청포묵과 미나리를 넣고 초장을 쳐서 먹던 '탕평채'도 여름 보양식으로 좋다. 이들 음식의 모든 재료가 소양인에 어울린다.

오징어회나 문어를 살짝 데쳐 초장이나 양념장과 먹는 것이 좋다. 자두, 수박, 참외 같은 여름 과일이나 멜론 등도 이 체질에 잘 맞는다. 차라면 녹차, 술이라면 맥주 한두 잔이 적합하다.

분류	체질 특징	맞는 음식
태양인	• 발달된 가슴 윗부분 • 발달된 어깨 • 굵은 목 • 다소 약한 하체 • 1만 명 중 10명 이내	• 음식: 잉어탕, 잉어죽, 　메밀국수, 냉면, 막국수 • 과일: 포도, 키위, 앵두 • 음료: 솔잎차, 오가피차 • 주류: 좋지 않음
태음인	• 큰 체격 • 발달된 근육과 골격 • 큰 손과 발 • 상체보다 큰 하체 • 1만 명 중 절반	• 음식: 콩국수, 참치회, 　추어탕, 설렁탕 • 과일: 포도, 키위, 앵두 • 음료: 매실차, 유제품 • 주류: 찬 막걸리
소양인	• 발달된 가슴 • 약한 엉덩이와 하체 • 가는 다리 • 마른 체형 • 1만 명 중 3,000명	• 음식: 삼겹살, 탕평채, 　오징어회, 보리밥, 청국장 • 과일: 자두, 수박, 참외, 멜론 • 음료: 녹차 • 주류: 맥주 1~2잔
소음인	• 작은 체구 • 균형 잡힌 몸매 • 얌전하고 온화한 인상 • 1만 명 중 2,000명	• 음식: 삼계탕, 장어구이, 　염소 소주, 고등어자반, 　메기매운탕 • 과일: 레몬, 복숭아 • 차: 인삼차, 익모초차 • 술: 소주 1~2잔

05

땅콩의
두 얼굴을 아시나요?

잘 먹으면 보약이지만,
잘못 먹으면 암을 유발한다

•

| 의학 자문 인용 |

김정은 365mc 올뉴강남본점 대표원장

"땅콩은 심뇌혈관 질환을 예방하고
비만과 당뇨를 개선하는 효과가 있다.
하지만 곰팡이가 생기면
간암을 유발하는 아플라톡신을 생성한다."

미국식품의약국(FDA)이 최근 자국 내 식중독 환자에 대한 역
학조사 결과 일부 제조사의 땅콩버터에서 살모넬라균이 검출됐다고
밝혔다. 해당 제품들은 모두 회수 처리됐다.

땅콩버터를 바른 샌드위치는 미국 초등생이 자주 먹는 '국민 샌드
위치'지만 땅콩버터는 식품 가운데서 특히 잦은 리콜 사태를 맞는 품
목이다. 2009년에는 이번 회수 제품을 만든 곳과 다른 제조사가 만
든 땅콩버터로 미국에서만 700명 이상의 환자가 발생하고 9명은 목
숨을 잃기도 했다.

땅콩을 비롯한 견과류 속에는 지방산, 마그네슘, 단백질 등 건강

한 영양소가 풍부하기 때문에 꾸준히 섭취할 경우 다이어트에 도움이 된다. 하지만 땅콩은 크게 한 줌 정도만 먹어도 밥 1공기 열량이 되는 대표적인 고지방, 고단백 식품이다. 지질(지방)이 약 45%, 단백질 25%, 탄수화물 26% 정도가 포함되어 있고 그밖에 13종의 비타민과 26종의 무기질이 들어 있는 영양 덩어리다.

| 땅콩 100g당 기본 비타민 영양성 분포 |

비타민 성분	영양소 함량	RDA 비율
엽산(비타민B군)	240ug	60%
니아신(비타민B3)	12.066mg	80.44%
판토텐산(비타민B6)	1.767mg	35.34%
피리독신(비타민B6)	0.348mg	24%
리보플라빈(비타민B2)	0.135mg	10%
티아민(비타민B1)	0.64mg	55.65%
비타민E	8.33mg	69.42%

출처: USAD National Nutrient database
보건복지부, 한국영양학회, 한국인영양소섭취의 일일권장량 자료 기준
RDA 비율

지질이 많기는 하지만 87%가 올레산, 리놀레산 등 혈관에 이로운 불포화지방산이라 콜레스테롤을 감소시켜 주고 동맥경화 예방에 도움을 준다. 또한, 땅콩에는 혈당 조절에 도움이 되는 플라보노이드 성분인 루테올린이 풍부해 대사증후군 예방과 개선에도 좋다. 특히 땅콩의 속껍질에 이 성분이 풍부하다.

땅콩에는 뇌에 에너지를 공급하는 비타민B, 아미노산, 레시틴 성

분이 다량 함유되어 뇌의 신경 조직 구성과 두뇌 활성화에 중요한 역할을 한다. 기억력이나 집중력 증진에 도움이 되는 것은 물론 치매 예방 효과도 준다.

땅콩 속에 풍부한 토코페롤이나 파이토스테롤 등의 항산화물질, 비타민E 등은 노화를 방지해주고 나이아신은 숙취 해소에 도움을 준다. 100g당 8.5g의 풍부한 식이섬유는 변비 예방에 효과적이다. 최근에는 한 방송에서는 홈 메이드로 땅콩버터를 만들고, 이것과 채소를 합쳐 주스를 만들어 먹어서 다이어트에 성공한 사례들이 소개되어 화제를 모았다.

김정은 365mc 올뉴강남본점 대표원장은 "견과류에 들어 있는 마그네슘, 올레산, 리놀레산 등 불포화지방산은 동맥을 이완해 혈압을 떨어뜨리고, 심장박동을 원활하게 하는 역할을 한다"고 말한다.

또한, "견과류에는 섬유질이 풍부해 적은 양만 먹어도 쉽게 포만감을 느끼고, 불포화지방이 풍부해 칼로리를 에너지로 빠르게 전환시키기 때문에 체중 관리에 효과적이다"라고 설명한다.

특히 땅콩에는 단백질과 몸에 좋은 지질이 풍부해, 몸에 해로운 중성지방과 콜레스테롤 수치를 낮추는 데 도움이 된다. 토코페롤과 파이토스테롤 등 항산화물질도 풍부하다. 노화 및 탈모를 예방하는 효과도 있어 다이어트 중 간식으로 틈틈이 챙겨 먹으면 좋다.

하지만 견과류의 열량은 생각보다 높다. 따라서 섭취량 조절에 실패하면 오히려 살이 찔 수 있으므로 각별한 주의를 기울여야 한다. 견과류를 건강 간식으로 여겨 자신도 모르게 많이 먹게 되는 경우가 많다. 하루 견과류 섭취 적정량은 '주먹 한 줌' 이내다.

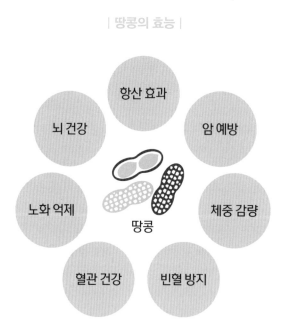

또한, 땅콩은 잘못 보관해 곰팡이가 생기면 강력한 발암물질인 아플라톡신이 형성되므로 주의가 필요하다. 아플라톡신은 땅콩이나 옥수수, 콩 등 전분 함량이 높은 식품에 곰팡이가 생기면 발생한다.

아플라톡신은 현재까지 발견된 물질 가운데 가장 강력한 발암물질 중 하나다. 특히 간암을 일으키는 것으로 알려져 있다.

식품에 존재하는 아플라톡신을 제거하는 것은 거의 불가능하다. 섭씨 200도 이상의 고온에 가열해도 죽지 않기 때문이다. 오래된 견과류나 말린 과일 등은 되도록 먹지 말고 땅콩은 묵은내나 곰팡내가 나면 절대 먹지 말아야 한다.

견과류는 곰팡이 독소 발생을 예방하기 위해 10~15도 이하 습하지 않고 온도 변화가 적은 곳에 보관해야 한다. 또한, 땅콩은 껍질째 보관하는 게 좋다.

곰팡이 독소는 열에 강해 조리 후에도 완전히 제거되지 않고 곰팡이가 핀 부분은 제거해도 보이지 않는 곰팡이 포자나 독소가 식품 전체에 퍼져 있을 수 있다. 따라서 곰팡이가 핀 식품은 과감하게 모두 버리는 게 안전하다.

06
아침마다 챙겨 먹는
건기식, 괜찮을까?

건강기능식품도
과다 복용 시 몸을 망친다

•

| 의학 자문 인용 |

삼성서울병원

40대 초반 직장인 김남형(42) 씨는 하루에 10종이 넘는 건강기능식품(건기식)을 매일 복용한다. 인터넷 검색을 통해 몸에 좋다는 건기식을 모두 챙겨 먹다 보니 종류가 늘었다. 최근에는 혈관 석회화를 막는 것으로 알려진 비타민K2를 추가로 복용 중이다.

김 씨는 "주변에서 건기식을 너무 많이 복용한다는 이야기를 듣고 있다"면서도 "그래도 꾸준히 운동을 하고 식습관을 조절하면서 먹기 때문에 큰 문제는 없을 것으로 생각한다"라고 말한다.

건강기능식품을 찾는 중장년 인구가 많다. 최근에는 20~30대 젊은층에서도 건강기능식품을 찾는 사례가 늘었다. 건강기능식품은 종류가 다양하다. 비타민은 기본이고 홍삼과 복분자, 매실, 유산균 등을 한꺼번에 복용하는 사례도 많다.

건강기능식품은 몸에 유용한 기능을 가진 원료 또는 성분으로 제조한 제품을 말한다. 식사만으로 결핍되기 쉬운 영양소나 몸에 필요한 원료를 보충하는 식품이다. 하지만 건강기능식품을 의약품으로 생각하고 과다 복용하는 사례가 늘고 있어 주의가 필요하다.

삼성서울병원에 따르면, 건강기능식품을 구매할 때는 식품의약품안전처에서 인증한 제품을 구입해야 한다. 허위광고나 소문 등에 현혹되지 않고 꼭 필요한 식품만 선택하는 게 중요하다.

식약처는 "부당광고 등으로부터 피해를 예방하기 위해 소비자는 기능성 표시식품과 건강기능식품 사이의 차이를 잘 알고 목적에 맞게 제품을 구매하는 게 필요하다"고 설명한다.

우선 제품 앞면에 '건강기능식품'이라는 문구와 '우수건강기능식품제조기준' 마크, '표시광고사전심의회' 인증마크를 확인한 뒤 구매한다. 또한, 제품에 표시된 영양 및 기능정보 등급을 확인한다. 질병 발생 또는 건강 상태의 위험 감소 여부를 찾는다. 자기 몸에 알맞은 기능을 갖춘 제품인지 확인한다.

건강기능식품을 질병 치료 목적으로 섭취하는 것은 옳지 않다. 혈액 순환과 장운동, 영양소 흡수 등 건강 유지, 건강 증진, 체질 개선에 도움을 주는 역할에 그친다.

건강기능식품은 드물기는 하지만 오남용과 오염, 개인별 신체 특성에 따라 부작용도 나타난다. 대표적으로는 식욕부진과 변비, 가려움, 두드러기, 여드름, 구토, 메스꺼움, 복통, 설사, 빈혈, 발열, 떨림 등의 부작용이 발생할 수 있다.

이런 부작용을 경험했다면 즉시 섭취를 중단해야 한다. 이후 의사로부터 진단을 받고, 부작용 신고센터에 신고도 해야 한다.

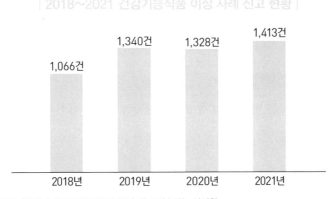

| 2018~2021 건강기능식품 이상 사례 신고 현황 |

섭취 제품이 2개 이상인 경우가 있어 신고 건수와는 상이함
이상 사례 신고 건수는 소비자의 주관적인 의견을 접수한 것으로, 과학적(의학적)으로 인과관계가 입증되지 않았음

자료: 식품의약품안전처

건강기능식품을 먹었을 때 발생 위험이 확실히 낮아지는 것으로 알려진 질병은 골다공증과 충치 정도다. 해당 질환 위험을 낮추기 위해 건강기능식품을 복용한다면 '골다공증 발생 위험 감소에 도움을 줌' 또는 '충치 발생 위험 감소에 도움을 줌'이라고 표시된 제품을 골라야 한다.

무엇보다도, 올바른 건강기능식품을 고르는 것이 중요하다. 여기에는 네 가지 방법이 있다.

첫 번째는 허위광고에 현혹되지 말고, 식약처에서 인증한 마크가 부착된 제품을 구입하는 것이다.

두 번째는 주위 사람 권유로 자신에게 맞지 않는 건강기능식품을 섭취하지 않는 것이다. 특히 다른 의약품을 복용하고 있을 때는 반드시 전문의와 상담을 진행해야 한다.

세 번째는 과다 섭취는 부작용으로 이어지는 만큼, 제품에 제시된 적정량을 섭취하는 것이다.

네 번째는 한 번에 여러 종류의 건강기능식품을 섭취하지 않는 것이다. 다양한 건강기능식품을 한 번에 섭취하면 부작용이 발생할 수 있고, 효능이 떨어진다.

66

사실 우리가 가진 것이라곤
우리가 마음대로
움직일 수 있게 해주는
몸과 근육뿐이다.

- 알레그라 켄트 -

99

매일 집에서
맥주 한 캔을 마신다고?

잘못된 음주 습관은
알코올 사용 장애를 부른다

•

| 의학 자문 인용 |

김병성 경희대의료원 가정의학과 교수
전용준 다사랑중앙병원 내과 원장

"'많이'보다 '자주' 술 마시는 습관을
교정하기가 훨씬 더 어렵다.
스스로 술을 못 끊으면
병원 치료를 받아야 한다."

직장인 김모(29) 씨는 퇴근 후 영화를 보면서 맥주 한 캔을 마시곤 한다. 코로나19 당시 사회적 거리두기로 저녁 약속이 줄어들고 집에서 혼자 있는 시간이 늘어나면서 생긴 새로운 버릇이다.

설상가상 최근에는 짧은 시간 폭주하는 습관까지 생겼다. 밖에서 술을 먹는 날이면 모임이 끝나기 전에 술잔을 다 비워야 한다는 생각이 더해진 결과다.

매일 술을 마시다 보니 주량도 늘어, 매일 소주 한 병을 마시지 않으면 우울해 잠이 오지 않는 지경까지 이르렀다. 덜컥 겁이 난 김 씨는 병원을 찾았고, 의사는 김 씨에게 '알코올 사용 장애' 판정을 내렸다.

알코올 사용 장애란 과도한 음주로 인해 정신적, 신체적, 사회적 기능에 장애가 오는 질환이다. 김 씨처럼 술을 마시지 않으면 잠이 오지 않거나, 우울해지는 경우 역시 알코올 사용 장애에 해당한다. 술로 인해 직업·사회적 기능이 떨어지고 동료, 가족, 친구 등과 갈등이 생기면 알코올 사용 장애를 의심해볼 수 있다.

| 알코올 사용 장애 진단 기준 |

☑ 술에 대한 내성이 있다.
　　• 충동적으로 마시며 술의 양이 증가한다.
☑ 금단증상이 있다.
　　• 술을 안 마시면 손떨림이 있고 마음이 불안해진다.
☑ 의도했던 것보다 많은 양을 마시거나 오랫동안 음주를 한다.
☑ 술을 줄이거나 조절하려고 하지만 번번히 실패한다.
☑ 술을 구하기 위해, 음주하기 위해, 술에서 깨어나기 위해 많은 시간을 소비한다.
☑ 술 때문에 중요한 사회적인 활동, 여가 활동을 줄이거나 포기하게 된다.
☑ 술로 인해 신체적, 정신적 문제가 생긴다는 것을 알면서도 계속 술을 마신다.

#3개 이상일 경우 알코올 의존증으로 진단될 수 있다.

적정량 이상의 알코올은 머리부터 발끝까지 모든 부위에 악영향을 미치는데, 혈액의 공급량이 많은 뇌세포에 심각한 손상을 입힌다. 그래서 충동적, 감정적으로 행동하는 경향이 높아지고 뇌의 기억장치인 해마가 손상돼 필름이 끊기는 현상인 블랙아웃도 발생한다.

보건복지부 지정 알코올 질환 전문병원인 다사랑중앙병원의 전용준 내과 원장에 따르면, '알코올 의존증'은 의학적으로 뇌가 술에 대한 조절 능력을 상실한 상태를 말한다. 최근에는 알코올 사용 장애라는 개념이 폭넓게 쓰인다.

공식적인 질환의 이름으로 '알코올 중독'이 쓰이진 않는다. 과한 음주로 인한 정신적·신체적·사회적 기능에 장애가 오는 것은 알코올 남용이고, 남용이 심한 경우 의존에 이른다. '알코올 사용 장애'에 알코올 남용과 알코올 의존이 포함된다.

전 원장은 "알코올 사용 장애는 갑자기 발병하는 질환은 아니고 오랜 시간에 걸쳐 신체적, 정신적으로 변화를 보이는 만성적 질환"이라며 "마시는 양이나 횟수만 가지고 진단할 수 없다. 의학적으로는 술에 대한 내성과 금단 현상의 유무로 판단한다"라고 설명한다.

다만, 보건복지부의 국민건강지침이 정한 '덜 위험한 음주량'은 하루 기준 맥주 200cc 3컵(600cc)이다. 이러한 양은 소주로는 2잔(100ml), 막걸리는 2홉(360ml), 포도주 2잔(240cc)이다. 이보다 더 많이 마시면 과음에 해당한다고 볼 수 있다.

김병성 경희대의료원 가정의학과 교수는 "쉽게 생각하면 자신의 주량을 넘어 술을 마시고, 스스로 통제를 잘 못하는 경우가 꾸준히 생길 때 알코올 사용 장애를 의심해볼 수 있다"며 "의식을 잃기 전까지 마신 술의 양을 '주량'으로 보는 게 아니고, 알딸딸하고 좋은 상태에 도달할 정도까지 마신 술의 양을 '주량'으로 봐야 한다"라고 설명한다.

김 교수는 이어 "주량은 알코올을 분해하는 ALDH(아세트알데히드

분해 효소)의 정도에 따라 결정이 되는데, 선천적으로 이 분해 효소가 없는 사람도 있고 많은 사람도 있다. 우리나라 사람의 20%는 ALDH 가 없다. 다만, 술도 (다른 약물들과 마찬가지로) 내성이 생기기 때문에, 자주 꾸준히 마시다 보면 주량이 조금은 늘게 된다"라고 말한다.

그렇다면, 매일 맥주 한 캔씩 혼자 마시는 것과 일주일에 한 번씩 소주 3병을 비우는 것 중에는 어떤 것이 더 위험할까? 전문가들은 둘 다 몸에 좋지 않지만, '많이'보다 '자주' 술을 마실 경우가 알코올 사용 장애로 이어질 가능성이 더 크다고 조언한다.

하루에 한 캔씩만 마신다고 해도 주량이 늘게 되면 마시는 술의 양 자체가 늘어나게 되며, 매일 술을 마시는 습관 자체를 교정하는 것이 더 어렵기 때문이다. 술을 마시게 되면 간에서는 알코올을 대사하기 위해 많은 일을 해야 하고, 이 과정에서 생성되는 간 독성물질에 의해 간세포가 직접적인 손상을 받게 되기 때문에, 간의 회복이 점차 더뎌질 수 있다.

알코올 사용 장애 발병에는 가족력, (술에 잘 접근할 수 있는) 환경적 요소, 심리적 요소가 모두 영향을 끼치지만, 가장 큰 영향을 끼치는 것은 가족력이다. 부모가 알코올 문제가 있는 경우 높은 확률로 반사회적 성향이 있을 수 있고, '힘들 때 술을 마시면 된다'라는 그릇된 인식을 심어줄 수 있기 때문이다.

초기 재활치료(2~4주)를 모두 마친 경우, 반사회적 성격 장애가 동반되지 않은 경우, 가족이나 연인 등 정서적 지지자가 존재할 경우, 법적인 문제가 존재하지 않는 경우에는 좋은 예후를 기대할 수 있다.

장기적인 예후는 알려진 바 없지만, 전문가들은 1년 이상 단주를 한다면 알코올 사용 장애에서 벗어날 수 있다고 조언한다. 무엇보다도 중요한 것은 스스로 술을 끊기 어렵다고 느낄 때 바로 병원에 찾아가 치료를 받는 것이다.

치료 시기가 늦어질수록 심장질환, 뇌졸중, 간경화, 수면장애, 우울감 등 부작용이 커질 수 있다. 병원에서는 개인 면담, 집단치료 등을 통해 절주 및 단주를 하게 되며, 비타민 공급 등 해독 치료를 받게 된다.

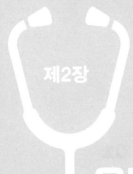

제2장

운동으로
건강을
지킨다

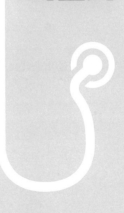

01
등산은
평생 스포츠

산행 2~4시간 전에 식사를 마치고
고단백질은 금물이다

●

| 의학 자문 인용 |

서울아산병원

●

15~20분 산에 오른 뒤 잠시 휴식하고,
규칙적 등산·시간을 늘려야 부상을 방지한다.
받을 땀이 흐렀으면 오이나 당근을 섭취하고,
첫 산행은 3시간 이내가 바람직하다.

　　등산은 심폐지구력과 근지구력, 균형감각을 키우는 운동이다.
최근에는 중장년층은 물론 20~30대 젊은층에서도 등산을 즐기는 인
구가 빠르게 늘고 있다

　특히 등산은 신체적 단련과 함께 성취감을 통한 심리적 안정감을
줄 수 있다. 갑갑한 도시를 벗어나 자연을 느낄 수 있는 것도 장점이
다. 이것이 등산이 평생 스포츠로 불리는 이유다.

　등산은 장점이 많지만, 주의할 점도 많다. 평소 혈압이 높고 순환
기에 이상이 있으면 각별한 주의가 필요하다.

　서울아산병원에 따르면, 나이가 많을수록 혈관 탄력이 떨어지며

갑자기 산에 오르는 과정에서 심장에 부담이 발생한다. 땀으로 몸속 수분이 계속 빠져나가면 피가 농축돼 심장과 뇌 속의 혈관을 막는 위험 요인이 된다. 산에 오를 때 가슴이 답답하거나 두통, 구역질이 나오면 즉시 걸음을 중단하고 쉬어야 한다.

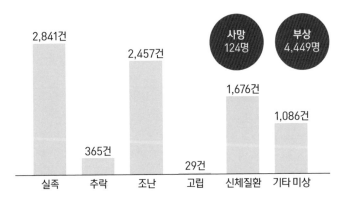

| 2020년 등산 사고 현황 |

자료: 2020 재난연감

자신의 체력도 고려해야 한다. 체력이 약한 사람은 일단 인근 야산이나 동산을 선택한다. 체력적인 부담도 줄이고 자신감을 키울 수 있어서다. 무리하지 않고 자신의 페이스만 지킨다면 평생 할 수 있는 유일한 스포츠다.

사람은 일상생활에서 평지를 걷는 수평 이동이 주를 이룬다. 하지만 산에서는 경사지고 험한 곳을 수직 이동하게 된다. 등산을 처음 시작하면서, 숨이 차고 다리에 근육통이 발생한다.

이를 극복하기 위해 짧은 거리부터 시작해 긴 거리로 차츰 늘려가는 게 좋다. 산행의 기본은 걷는 것이다. 발바닥 전체로 땅을 정확히 밟고, 천천히 리듬을 타면서 걷는 게 피로를 줄인다. 사고도 예방할 수 있다.

경사면에 착 달라붙으면 오히려 자세가 불안정해진다. 오르막이든 내리막이든 지면에 수직으로 힘이 가해지는 자세가 바람직하다. 허리가 뒤로 빠진 상태의 구부정한 자세는 미끄러지거나 넘어지기 쉽다.

평소 운동하지 않는 사람은 산에 오르면서 무릎과 허리를 다칠 위험이 크다. 뼈와 관절을 둘러싼 인대와 근육이 긴장하고 심하면 염증이 발생하기 때문이다. 첫 산행은 3시간을 넘지 않는 게 좋다.

배낭을 멘 채로 오르막을 오를 때는 급하게 이동하면 안 된다. 보폭을 작게 해 천천히 걷는 게 체력을 아낀다. 경사면을 갈지자로 오르는 것도 과도한 체력 소모를 막는다.

진짜 등산은 산을 내려가는 것이다. 대부분의 등산 사고는 하산할 때 발생한다. 내리막길에서는 약간 앞으로 굽힌 자세로, 발은 신발 바닥 전체로 지면을 누르듯이 착지해야 한다. 지나치게 올리지도 말고, 지나치게 차는 동작도 금물이다.

내려가는 게 편하다고 해서 속도를 내거나, 뛰게 되면 미끄러지거나 돌멩이를 밟아서 넘어져 다치기 쉽다. 이로 인해 발목이나 무릎, 허리에 쓸데없는 부담이 발생해 관절을 삐거나 다칠 수 있다. 피로감도 커진다. 작은 보폭으로 천천히 내려가야 하산 과정에서 부상을 방지한다.

땀을 많이 흘려 나타나는 탈수증을 예방하려면, 물 외에 오이, 당근, 귤을 섭취하면 된다. 그러면 수분과 비타민을 동시에 공급할 수 있다.

지치면 쉬어야 하지만, 지나친 휴식은 오히려 몸을 더 지치게 만든다. 걷는 시간과 쉬는 시간을 일정하게 유지하다 보면, 몸에 익숙해져 편안해진다.

등산 초반에는 몸을 적응시킨다는 생각으로 천천히 걷고 자주 쉬어야 한다. 산행 초기에는 15~20분 정도 걸은 후 5분 정도 휴식한다. 이후 30분가량 걷고 5~10분 동안 휴식한다. 그다음에는 1시간가량 걷고 10분씩 규칙적으로 쉬면 산행이 더 쉬워진다.

휴식할 때는 바람이나 기온 차이를 고려해 방풍이 되는 옷을 입는다. 쉬는 시간에 열량 많은 음식으로 체력을 보강하는 것도 좋다. 쉬는 시간이 끝나고 이동하기에 앞서 발목과 무릎 상태를 확인한다.

스트레칭은 산행 전이나 후에 꼭 필요하다. 긴 산행 후에는 하체를 집중적으로 스트레칭하며 근육통이 생기지 않도록 대비한다. 산에 오르면서 담배를 피우는 것은 일산화탄소로 인한 산소 부족 현상을 악화시킨다. 힘든 등산이 되기 때문에 술과 담배는 하지 않아야 한다.

규칙적인 운동은 근력과 심폐기능을 향상시켜 운동 수행 능력을 높인다. 3주일 이상 운동을 하지 않은 경우, 근력이나 심폐지구력이 10~30% 정도 감소한다. 오랜만에 산에 오를 때 힘든 이유다. 최소한 한 달에 한 번 정도 산행을 해야 피로를 덜 느끼게 된다.

산에 오르기 전 가장 좋은 식사 방법은 소화와 흡수에 충분한 시간을 확보하는 것이다. 평소 식사량의 2/3 정도를 운동 전 2~4시간 사이에 먹는 게 적절하다. 식단은 고탄수화물과 저지방, 저단백질식이 효과적이다. 지방은 소화 흡수에 많은 시간이 소요돼 산행 중 위와 소장에 부담을 줄 수 있다.

고단백식은 단백질 대사 과정 중 수분이 많이 필요해 갈증을 비롯한 탈수 현상을 일으킬 수 있다. 대사열이 많이 발생하므로, 더운 날에는 산행에 나쁜 영향을 미친다. 가스를 생성하는 식품이나 향료 성분이 든 식품, 부피가 큰 식품 또한 소화관 장애를 일으킬 수 있어 피하는 게 좋다.

고혈압 환자의
겨울철 아침 운동법

실외 운동은 피하고
옷은 따듯하게 입어야 한다

●

| 의학 자문 인용 |

김범성 건국대학교 의과대학 심혈관내과 교수
박덕우 서울아산병원 심장내과 교수
박창규 고려대학교 구로병원 심혈관센터 교수
손일석 강동경희대병원 심장혈관내과 교수

고혈압이 있다면 건강을 위해 추운 겨울 실외 운동을 하는 행동은 가급적 피해야 한다. 추운 날씨로 혈압이 상승해 위험할 수 있기 때문이다.

김범성 건국대학교 의과대학 심혈관내과 교수는 "겨울에는 혈관 연축(수축)으로 혈압 상승을 유발할 수 있다"며 "고혈압이나 협심증 등 질환이 있다면 최대한 따뜻하게 입고 추운 날에는 되도록 야외 운동을 피하는 게 좋다"고 말한다.

기온이 떨어지면 심박수가 증가하고 혈관이 수축한다. 추운 날씨에는 체온을 유지하기 위해 말초혈관이 수축하기 때문이다. 최근 연구에 따르면, 겨울철 수축기 혈압은 여름철에 비해 약 8mmHg 가량 높은 것으로 알려졌다.

또한, 아침에 잠에서 깨어 일어날 때는 급하게 일어나지 말고 천천히 일어나야 한다. 김 교수는 "사람마다 다르긴 하지만, 아침에 일어난 직후에 혈압이 크게 오르는 '모닝 서지(Morning Surge)'가 나타나는 경우도 있다"라고 말한다.

혈관이 수축하면, 혈관에 흐르는 혈액의 압력이 갑자기 올라가 심장박동이 빨라지는 등 심혈관계 부담이 커진다.

박덕우 서울아산병원 심장내과 교수는 "특히 새벽 찬바람에 노출될 경우 혈압이 순간적으로 상승해 심근경색 등 치명적인 응급상태가 올 수 있다"며 "자신의 혈압을 확인해 혈압이 정상보다 높을 때는 되도록 외출을 삼가며, 계속 혈압이 높게 측정되면 반드시 병원을 방문해 의사와 상의해야 한다"라고 말한다.

고혈압은 말 그대로 혈압이 정상보다 높은 경우를 말한다. 지난 2021년 5월 질병관리청이 공개한 국민건강통계에 따르면, 2019년 만 19세 이상 기준 고혈압 유병률은 28.1%, 고혈압 전단계 유병률은 26.6%였다. 고혈압 유병자는 1,210만 명, 고혈압 전 단계 유병자는 1,153만 명으로 우리나라 인구 절반에 해당한다.

손일석 강동경희대병원 심장혈관내과 교수는 "고혈압은 사망 위험 요인 1위 질환"이라며 "높은 혈압 자체가 각종 장기에 치명적인 손상을 일으키기 쉽다"라고 말한다.

☑ 음식은 골고루 싱겁게 먹읍시다.
☑ 살이 찌지 않도록 알맞은 체중을 유지합시다.
☑ 매일 30분 이상 적절한 운동을 합시다.
☑ 담배를 끊고 술은 삼가합시다.
☑ 지방질을 줄이고 야채를 많이 섭취합시다.
☑ 스트레스를 피하고 평온을 유지합시다.
☑ 정기적으로 혈압을 측정하고 의사의 진찰을 받읍시다.

자료: 박창규 고려대학교 구로병원 심혈관센터 교수

혈압이 높은 상태가 지속되면 심장발작이나 뇌졸중 등 신체의 여러 부위에서 다양한 합병증이 발생할 수 있다. 혈액을 혈관으로 내보내는 심장은 혈관의 압력이 높을수록 더 많은 힘을 필요로 한다. 심장에 무리가 가면 심장벽이 두꺼워지고, 이런 상태가 지속되면 심부전증이 나타날 가능성이 크다.

또한, 높은 혈압은 온몸의 혈관(동맥)에도 문제를 일으킨다. 특히 뇌혈관이 막히는 뇌졸중이나 뇌혈관이 터지는 뇌출혈로 이어질 수 있어서 심하면 사망에 이를 수 있다. 또한, 신장(콩팥)에도 문제를 일으키는데, 고혈압으로 인해 신장이 손상되어 단백질이 소변으로 나오거나, 나중에는 결국 신부전으로 진행되는 경우가 많다.

하지만 고혈압은 평소 별다른 증상이 없고 다른 질환에 비해 상대적으로 진단이 간편하며 치료 및 관리가 용이해 질환의 심각성을 간과하기 쉽다. 따라서 고혈압 인지 및 관리가 중요하다. 국민건강통계에 따르면, 지난 2019년 고혈압 유병자 중 의사로부터 고혈압 진단을 받은 고혈압 인지율은 19~39세 연령이 22.2%, 치료율은 13.5%에 그쳤다.

손 교수는 "고혈압은 방치하면 동맥경화, 뇌졸중과 같은 심뇌혈관 질환이 발생할 수 있어 젊다고 방심하지 말고 진단과 치료가 필요하다"라고 말한다.

일단 고혈압 약을 복용하기 시작하면 원칙적으로 평생 먹어야 한다. 약을 중단하면 다시 혈압이 상승할 수 있기 때문이다. 하지만 올바른 생활 습관을 통해 정상 혈압을 유지하면 환자에 따라서는 의사의 진단하에 약을 줄이거나 끊을 수 있다.

정상 혈압(120/80 mmHg 미만)과 고혈압(140/90 mmHg 이상)의 중간에 있는 경우 염분 섭취를 줄이고 체중 조절과 금연을 하는 등 생활습관 관리를 통해 혈압이 조절되는 경우가 많다.

손 교수는 "증상이 없다고 안심해서는 안 된다. 혈압은 언제든지 다시 상승할 수 있다. 지속적으로 혈압을 잘 측정하면서 의사와 상담을 하는 것이 중요하다"라고 조언한다.

박 교수는 "혈압약을 복용 중이라면 의사가 처방한 대로 정확히

혈압약을 복용하는 것이 좋다"며 "만약 머리가 심하게 아프거나, 심장박동이 빨라진다거나, 가슴이 조여드는 듯한 통증이 오는 등 평소와 다른 증상을 느끼면 바로 의사의 진찰을 받아야 한다"고 강조한다.

03

달리기,
잘못하면 무릎 망가져

달리기를 할 때는
체중의 11배 하중이 가해진다

●

| 의학 자문 인용 |

삼성서울병원

달리기는 병든 조직에 새 혈관을 만들거나 세포를 치료하고 병의 진행 속도를 늦출 정도로 장점이 많다. 또한, 노화된 세포에 신선한 영양물질과 성장 물질을 공급한다.

발기부전으로 고민하는 남성들은 달리기를 통해 자신감을 회복하고 건강을 되찾는 효과를 기대할 수 있다. 달리기가 '천연 비아그라'로 불리는 이유다. 하지만 잘못된 방식으로 달리면 관절에 큰 부담이 생기고 부상으로 이어지므로 각별한 주의가 요구된다.

삼성서울병원에 따르면, 달리기는 걷기에 비해 근골격계에 많은 부담을 주는 운동이다. 달리는 과정에서 하체에 가해지는 반복적인 충격과 부하로 인해 근육 및 인대, 건, 골조직이 반복적이고 누적된 손상을 입을 수 있어서다.

다양한 연구 결과를 보면 무릎 관절에 체중의 3배 힘이 정상적인 보행에서 발생할 수 있다. 이 힘은 최대 5.5배까지 상승할 수 있다. 많은 연구에서도 달리기를 할 때 무릎에 전해지는 부담은 보행 때보다 4~8배 증가하는 것으로 보고되고 있다.

생체역학 관련 연구에서도 슬개건(무릎뼈를 덮고 있는 힘줄)에 가해지는 힘은 자신의 체중에 4.7~6.9배에 달하고, 무릎 관절에 가해지는 압박력은 7.0~11.1배까지 증가하는 것으로 알려졌다.

발목 관절에는 일반 보행 시 체중의 4~5배 부하가 전달된다. 달리기를 할 때는 부하가 8~11배로 증가한다. 아킬레스건에도 보행 시에는 체중의 3.9배가, 달리기를 할 때는 7.7배의 부하가 전달된다.

무리한 달리기는 슬관절(무릎 관절)에 부담을 줘 관절 퇴행을 촉진할 수 있다. 상체에 비해 하체가 약해 무릎에 체중이 많이 실리는 상태에서 달리기를 오래 하거나, 너무 빠르게 뛸 경우 연골과 연골판 손상을 일으킨다.

무릎 손상을 예방하려면 하체 근력을 강화해야 한다. 하체 근육이 발달하면 무릎 연골에 가해지는 압력이 줄어든다. 달리기를 할 때 연골 손상을 최소화하려면 출발 전 충분한 스트레칭이 필수다.

올바른 달리기 방법을 숙지하는 것도 중요하다. 1분에 180회가량 걸음으로 달리는 것을 추천한다. 보폭은 좁게 시작해서 달리기가 익숙해지면 조금씩 늘려가는 게 좋다.

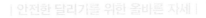

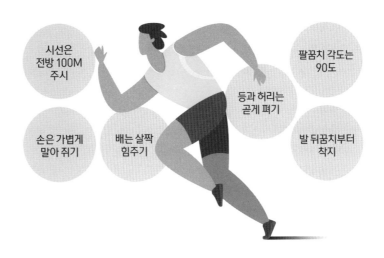

등을 펴고 시선은 전방 100m를 주시한다. 달리기를 하면 금방 지치기 때문에 고개를 숙이는 경우가 많다. 의식적으로 고개를 들어 전방을 쳐다보려고 노력해야 올바른 달리기 자세를 유지한다.

달리기는 심폐 기능을 강화하고 혈액순환을 도와 만성질환을 예방하는 것으로 알려져 있다. 하지만 바르지 못한 자세로 달리기·걷기 운동을 하게 되면 척추·관절에 체중이 불균형하게 쏠려 부담을 안기고 통증으로 이어지기도 한다. 따라서 운동 중 허리나 무릎 등에 지속적으로 통증이 발생한다면 즉각 운동을 중단하고 진료를 받는 게 좋다.

러닝화는 기록 단축을 위한 특별한 사례가 아니라면 바닥 쿠션이 두꺼운 제품을 고른다. 잘 맞는 운동화는 발 폭이 편안하고 뒤축이 흔들리지 않아야 한다.

| 달리기 운동의 8대 안전수칙 |

- ☑ 출발 전 충분한 스트레칭
- ☑ 충분한 수분 섭취
- ☑ 달리기 전 과식 금지
- ☑ 체력에 맞는 운동 계획
- ☑ 올바른 자세로 달리기
- ☑ 달리는 속도는 점진적으로 빠르게
- ☑ 쿠션이 두꺼운 러닝화 신기
- ☑ 적당한 옷으로 체온 보호하기

일정 강도 이상으로 달리기를 하면 '천연 비아그라' 물질로 불리는 산화질소(NO)가 몸속에서 많이 분비된다. 산화질소는 생식기관 내 해면체 주위 근육을 풀어주고 피를 끌어모아 음경을 딱딱하게 만든다. 발기부전 치료제와 같은 원리다.

해면체에는 작은 혈관이 모여 있고, 이곳에 피가 가득 차면 발기력이 좋아져 성생활에 효과적이다. 발기력은 심리 상태에도 영향을 받는다. 달리기 후에는 극도의 상쾌함을 느끼고 우울한 기분이 감소한다.

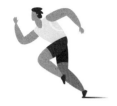

| 달리기 효과 |

심혈관 기능 개선	효과적인 칼로리 소모
근력 강화	면역력 향상
골밀도 증가	호흡기관 강화
혈액순환 개선	스트레스 해소

일정 시간 이상을 달리면 무한정 뛰고 싶은 충동이 생기는 러너스 하이(runner's high) 효과가 발생한다. 유산소 운동은 초보자의 경우 매일 20~30분 정도가 적당하다. 체력이 좋아지면 서서히 시간을 늘린다.

04
나도 한번 해볼까,
'맨발로 걷기'

맨발로 울퉁불퉁한 길을 걸으면
지압 효과가 있다

걷는 것이 건강에 좋다는 것은 상식이지만 최근에는 그 가운데서도 땅의 흙과 돌을 맨발로 밟으며 걷는 것이 더 관심을 받고 있다. 맨발로 바닷가를 걷거나 달리는 사람은 물론 산길과 공원을 맨발로 걷는 사람도 최근에는 자주 볼 수 있다.

맨발로 걷는 것은 왜 신발을 신고 걷는 것보다 더 몸에 좋을까. 전문가들은 '접지'와 '지압'으로 이를 설명한다. 사람은 생물체지만 인체에는 전기가 흐르고 있다. 세포는 전기 자극의 전도체다. 우리가 느끼고 생각하고 몸을 움직이는 것은 신경 시스템을 통해 뇌와 다른 몸의 부위에 전기 신호를 보내기 때문에 가능하다.

인체는 전체적으로 약한 양전하를 띠고 있다고 알려졌다. 반면, 지구는 음전하를 갖고 있다. 자동차로 이동하고, 콘크리트로 지은 아파트 실내에서 생활하고, 고무로 절연되어 있는 신발을 신고 걷는 현대인은 땅의 음전하와 인체의 양전하 접촉이 차단된다.

하지만 맨발로 걸음으로써 양전하인 우리 몸이 지구와 만나 우리 몸의 과도한 에너지가 땅으로 방출되면서 치유 효과가 생긴다는 게 전문가들의 설명이다. 맨발로 밟는 울퉁불퉁한 땅, 돌멩이와 나뭇가지 등이 발바닥의 신경점들을 자극하는 지압 효과도 맨발로 걷기가 몸에 좋은 이유다.

말초신경이 자극받고 신체 곳곳으로 피가 원활하게 공급되면서 당뇨와 고혈압, 고지혈증 등이 개선된다. 혈액 순환이 좋아지면서 자율신경 체계가 균형을 찾으며 불면증도 개선된다. 땅으로부터 전달된 기운이 심리를 안정시켜서 우울증이나 무기력감도 개선한다.

아울러 전문가들은 맨발로 걷기가 자연스러운 보행 패턴을 회복시켜주는 이점이 있다고 설명한다. 여러 신발은 과도한 쿠션과 지지대를 갖고 있는데, 이것이 인체가 특정 근육군을 사용하는 것을 막아 버린다. 신발을 벗고 걸음으로써 근육과 인대가 움직일 수 있는 범위 내에서 적절하고 안정감 있게 사용되고 발과 발목 관절의 적절한 운동 범위를 유지할 수 있게 된다.

다만, 맨발로 걷기가 좋다고 준비 없이 덜컥 시작해서는 안 된다.

시작하기 전에 파상풍 주사를 미리 맞는 게 좋은데, 파상풍 예방주사는 10년에 한 번만 맞으면 된다. 또 하루에 15~20분씩 짧은 시간부터 시작해 조금씩 늘려가는 것이 좋다.

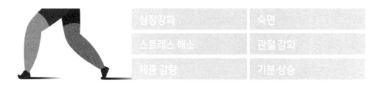

| 매일 30분씩 걸을 때 일어나는 6가지 효과 |

심장강화	수면
스트레스 해소	관절 강화
체중 감량	기분 상승

당뇨병으로 당뇨발(당뇨병성 족부 궤양)이 있거나, 말초신경장애가 있으면 반드시 의사와의 상담 후 시작해야 한다. 당뇨병 환자는 혈액 순환이 원활하지 않아 상처가 나면 회복이 더디고 상처가 나도 이를 자각하지 못할 수도 있기 때문이다.

또한, 기온이 내려가는 추운 계절에는 주의를 기울여야 한다. 맨발로 걷기를 하면 체온을 너무 많이 뺏길 수도 있기 때문이다.

05

근력 운동이
골다공증 위험 줄인다

암보다 무서운
골다공증 예방법

●

| 의학 자문 인용 |

고정민 서울아산병원 내분비내과 교수
예희욱 계명대학교 대구동산병원 정형외과 교수
이승훈 서울아산병원 내분비내과 교수

폐경(또는 완경) 후 발생하는 골다공증을 예방하기 위해서는 꾸준한 근력 운동이 도움이 된다. 여성의 경우 폐경기 이후 골밀도를 유지해 주는 여성호르몬이 급격하게 감소하는데, 근육량이 증가하면 뼈를 둘러싼 근육이 많을수록 골밀도가 높아지기 때문이다.

이승훈 서울아산병원 내분비내과 교수는 "하체 근육 운동을 꾸준히 하는 것이 골밀도를 높이고 골다공증 위험을 줄이는 데 큰 역할을 할 수 있다"라고 말한다.

우리 몸은 만들어진 지 오래된 뼈는 부수고(골 흡수) 그 부위에 새롭고 싱싱한 뼈를 만드는 과정(골 형성)이 꾸준히 일어난다. 골다공증은 이때 골의 형성과 흡수 과정의 균형이 깨질 경우 발생한다. 뼈의 두께가 얇아지거나 뼈 내에 눈에 보이지 않는 작은 구멍들이 증가하면서 뼈가 약해져 결국은 부러지기 쉽게 변하는 것이다.

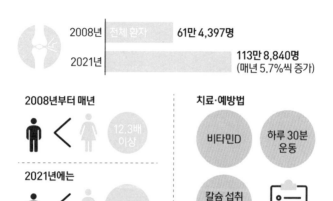

| 2021년 골다공증 환자 현황 |

2008년 전체 환자 61만 4,397명

2021년 113만 8,840명 (매년 5.7%씩 증가)

2008년부터 매년 12.3배 이상

2021년에는 16.4배

치료·예방법
비타민D
하루 30분 운동
칼슘 섭취 (우유·멸치·영양제)

특히 폐경기 여성들은 특히 급격한 호르몬 변화로 인해 골밀도가 이전보다 약 5~10배 빠른 속도로 줄어들기 시작해 골다공증이 갑자기 발생하거나 악화되는 경우가 많다. 이때 근육의 감소 또한 골다공증으로 인한 골절 위험을 증가시킨다.

지난 2019년 서울아산병원 내분비내과 고정민·이승훈 교수팀이 진행했던 연구에 따르면, 팔과 다리 등 사지 근육량 및 체지방량이 1kg 증가할 때마다 넓적다리뼈의 골밀도가 증가해 골다공증 위험도가 각각 0.74배, 0.80배 감소했다. 이는 뼈가 근육에 많이 둘러싸여 있을수록 골밀도에 긍정적인 영향을 준다는 것을 뜻한다.

이 교수는 "평소 여성들은 하체 근육 운동을 꾸준히 해 뼈를 튼튼하게 해야 하며, 특히 폐경을 앞둔 40세 이상의 여성들은 걷기나 등산과 함께 스쿼트 등의 근육 운동을 병행해 골다공증을 적극적으로 예방해야 한다"라고 강조한다.

골다공증이 위험한 이유는 일상적인 활동 중에도 쉽게 골절이 발생할 수 있기 때문이다. 특히 골다공증으로 한번 골절을 겪은 사람들은 골절이 더 자주 발생할 수 있어 생활하는 데 두려움이 생길 수 있다.

예희욱 계명대학교 대구동산병원 정형외과 교수에 따르면, 약해진 뼈는 툭 치기만 해도 얼마든지 부러질 수 있다. 특히 정상인보다 뼈에 구멍이 많이 난 골다공증 환자는 가벼운 재채기에도 척추가 주저앉을 정도로 뼈가 취약하다.

이 경우 절대적으로 침상 안정을 취해야 하는데, 고령층은 침대에 오래 누워 있으면 금세 쇠약해진다. 결국 고관절 골절 환자의 수술 후 1년 내 사망률은 최고 36%에 이른다. 골다공증 질환은 중증 질환인 암만큼이나 사망률이 높은 무서운 질환이다.

대퇴골 골절의 경우 수술을 받으려면 전신마취를 해야 한다. 문제는 대퇴골 골절을 당하는 사람들 대부분이 전신마취를 견디기 어려운 고령자라는 것이다.

수술을 받아도 약 15~20% 환자들은 1년 내로 사망할 수 있다. 또한, 수술을 못할 경우 거동이 완전히 불가능해 폐렴이나 욕창 등으로 수개월 내에 사망에 이를 수 있다.

가장 흔하게 발생하는 척추 골절도 치료가 어렵다. 척추 골절은 흔히 '꼬부랑 허리'로 부르는 증상인데 아직 수술적 치료로 환자를 회복시킬 방법이 마땅치 않다.

척추 골절의 후유증으로는 만성통증, 척추 변형에 의한 자세 이상, 심장과 폐 압박으로 인한 심폐기능 저하 등이 발생한다. 골다공증으로 인한 골절 중 그나마 경미한 것이 손목 골절인데, 이 또한 한번 발생하면 만성 통증, 손 활동의 부자유, 손목 변형 등을 일으킬 수 있다.

이 교수는 "정신은 멀쩡한데 뼈가 자꾸 부러져서 남한테 계속 신세를 지고 사는 노년을 생각한다면 골다공증은 사망을 초래하는 암 등의 질환보다 오히려 더 위험할 수 있다"라고 지적한다.

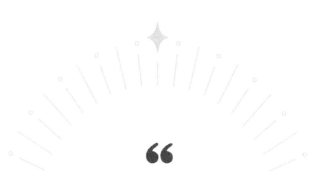

가장 어려운 운동은
그것을 시작하는 것이다.
이후로는 이미 당신이
거의 다 완료한 것이다.

- 토니 로빈스 -

06

잠이 안 올 땐
유산소보다 근육 운동

근육 운동이 유산소 운동보다
수면의 질을 향상시킨다

•

| 의학 자문 인용 |

박재선 박사(연세대학교 가정의학교실)
안젤리크 브렐렌신 아이오와 주립대 교수

지금까지 알려진 것과 달리 잠이 안 올 때 유산소 운동보다 저항 운동(근육 운동)을 하는 것이 더 효과가 좋다는 연구 결과가 나왔다. 근육 운동을 하는 것은 근육과 유산소 운동을 같이 한 경우보다도 더 잠을 잘 불러왔다.

미국 CNN방송에 따르면, 최근 미 심장학회(AHA)가 주최한 컨퍼런스에서 안젤리크 브렐렌신 아이오와 주립대 교수는 "유산소 운동이 수면에 좋다는 것은 이미 과학적으로도, 실증적으로 잘 알려져 있지만, 우리의 연구 결과를 보면 근육 운동이 이보다 더 낫고 심지어 유산소와 근육 운동을 병행하는 것보다 더 나은 것으로 나타났다"라고 밝혔다.

불면증은 말 그대로 잠을 못 자는 증상이다. 자려고 누웠는데 실제로 잠드는 데 30분 이상 걸리거나 중간에 한 번 이상 잠에서 깨는 경우가 많다. 또한, 아침에 지나치게 일찍 잠에서 깨는 것도 불면증의 한 증상으로 본다. 불면증이 있으면 낮에도 피곤함이 지속되고 집중력이 떨어지거나 짜증이 늘고 감정조절이 안 되는 증상이 나타나기도 한다.

일시적인 불면증은 여러 가지 이유로 발생한다. 가령 업무나 시험 공부 등으로 며칠씩 늦은 시간까지 잠을 안 자거나, 중요한 약속 등의 이유로 긴장한 상태로 있을 경우, 여러 가지 질병이나 약물 복용, 또는 통증 등으로 불면 증상이 나타나기도 한다.

동료들의 검토 전인 아이오와 주립대의 연구는 유산소 운동, 근육 운동, 유산소 운동과 근육 운동의 병행, 운동을 하지 전혀 하지 않은 군 등 네 그룹으로 나누어 각각 수면에 어떤 영향을 받았는지 살펴봤다. 그 결과 근육 운동 그룹은 밤의 수면 시간이 평균 40분 늘어났다. 유산소 운동을 한 사람들의 밤 수면 시간은 23분, 병행 운동군은 17분 증가했다.

근육 운동은 실내 체육관에서 웨이트 머신, 근력 운동 밴드, 또는 자신의 체중을 이용한 런지, 스쿼트 등의 동작을 했다. 근육 운동은 중력을 거슬러 무거운 무게를 감당하도록 해 근섬유가 스트레스를 받게 운동 방식인데, 이때 신체가 다시 회복되는 과정에서 근육의 양과 힘이 늘어난다.

유산소 운동은 15~30분 정도의 일정한 시간 동안 심박수를 늘리는 운동을 하는 것이다. 달리기, 수영, 자전거 타기, 줄넘기, 농구 등의 팀 스포츠가 이에 해당한다.

근육 운동군과 유산소 운동군, 병행 운동군 모두 과학자들의 관찰 하에 일주일에 3번 60분 1년 동안 운동했다. 병행군은 근력 운동과 유산소 운동을 30분씩 도합 60분을 했다. 대조 그룹은 아무런 운동 도 하지 않았다.

근육 운동 그룹은 40분의 수면 시간이 늘어난 외에도 밤에 깨어 나는 횟수가 줄어들어 수면 효율도 15분 추가됐다. 병행 그룹도 수 면의 효율이 좋아졌지만, 그 정도까지는 아니었다. 유산소 운동군과 대조군은 수면 효율 효과를 전혀 얻지 못했다.

왜 근육 운동이 유산소 운동보다 수면의 질을 향상시키는지에 대 해서 브렐렌신 교수는 "몇 가지 가설이 있다"면서 "우선 웨이트 트레 이닝이 근육세포의 성장을 자극해 체내의 테스토스테론과 성장호르 몬 수치를 증가시키는 것일 수 있다"고 말한다.

이 두 호르몬은 모두 잠을 더 깊이, 잘 자게 하는데 연관되어 있다. 브렐렌신 교수는 "또 다른 가설은 웨이트 트레이닝을 하면서 미세한 섬유 파열이 일어나는데, 이것 때문에 뇌가 '회복되게 밤에 더 깊이

자도록 놔두라'는 더 강한 신호를 주는 것일 수 있다"고 설명한다. 과
학자들은 수면이 뇌가 원기를 보충하고 몸을 수리하는 복원 과정이
라고 말한다.

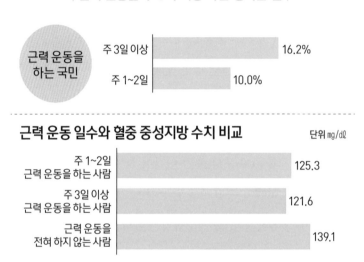

| 근력 운동을 주 3회 이상 하면 생기는 일 |

근력 운동을 하는 국민

주 3일 이상 16.2%
주 1~2일 10.0%

근력 운동 일수와 혈중 중성지방 수치 비교

단위 mg/dℓ

주 1~2일 근력 운동을 하는 사람 125.3
주 3일 이상 근력 운동을 하는 사람 121.6
근력 운동을 전혀 하지 않는 사람 139.1

자료: 한국식품커뮤니케이션포럼(KOFRUM)

그렇다면 당장 유산소 운동을 중단하고 근육 운동을 해야 할까?
브렐렌신 교수는 유산소 운동은 여전히 중요하다고 말한다.

그는 "정부 지침은 매주 2.5~5시간의 중강도, 또는 매주 2.25~2.5
시간의 격한 유산소 운동을 하라고 권장한다"면서 "근육 운동 역시
주 2일 이상 모든 주요 근육을 다 사용하는 중간~강한 강도 운동을
하라고 한다"라고 설명한다.

또한, 이번 연구는 "수면장애가 있다면 근육 운동을 좀 더 신경 써서 해보라는 의미"이며 "두 종류 운동을 모두 하는 것이 더 나은 수면과 함께 더 포괄적이고 장기적인 건강상 이점을 얻을 수 있다"라고 강조한다.

연세대 가정의학교실 박재선 박사는 논문에서 "중성지방은 운동 시 먼저 쓰이는 에너지원으로, 운동을 하면 그 수치가 낮아진다"라며 "운동에 따른 HDL 콜레스테롤 수치의 증가는 HDL 콜레스테롤 대사의 감소와 apo A-1(HDL 콜레스테롤의 주요 단백질 구성 요소) 합성 증가와 관련이 있다"고 지적하고 있다.

07
스트레칭으로
몸에 쌓인 젖산 풀기
휴가 후유증을 극복하고
건강하게 출근하는 방법이 있다

•

| 의학 자문 인용 |

김영상 분당차병원 가정의학과 교수

신나게 여름휴가를 즐기고 일상으로 복귀한 직장인들에게 휴가 후 첫 출근만큼 힘든 하루가 없다. 몸은 천근만근이고 성한 구석이 없을 만큼 쑤셔서 일에 집중하기가 어려울 지경이다.

휴가 후유증은 연휴 기간에 맞춰져 있던 수면 주기와 호르몬 분비 등이 일상생활로 바뀌면서 나타난다. 대부분의 경우 이르면 하루 이틀 정도고 길어도 1~2주면 회복되지만, 심한 경우 몇 주 동안 후유증을 앓기도 한다. 이를 방치하면 만성피로, 우울증으로 이어질 수 있다.

특히 연휴 귀성, 귀경길에 장시간 버스나 기차, 자동차를 이용했거나 많은 양의 가사노동을 한꺼번에 했다면 피로감은 더할 수 있다. 오랜만에 만난 가족과 많은 양의 음주를 곁들였을 경우에도 명절 후유증의 가능성은 커진다.

누구나 한 번쯤 겪었을 법한 휴가 후유증을 해결하기 위해선 최소한 휴가 마지막 날 정도는 집에서 쉬면서 일상생활과 비슷한 생활패턴을 찾는 것이 도움이 된다.

김영상 분당차병원 가정의학과 교수는 "휴가 기간 중 생활에 불균형이 오거나 근육을 많이 사용했을 경우 몸 상태가 정상화되는 데 시간이 걸릴 수 있다"라고 말한다.

우선 휴가 기간 중 과도한 신체활동이나 노동 활동을 할 경우 오히려 피로가 더 쌓일 수 있다. 특히 근육을 많이 쓰면 젖산 같은 피로물질이 쌓여 통증을 유발하고 피로가 더 커질 수 있다.

또한, 충분히 스트레칭을 하지 않은 상태로 빠르거나 과격한 스포츠를 즐기면 반월상연골이 손상될 수도 있다. 중년층의 경우 노화로 인한 퇴행성 변화로 작은 외상에도 쉽게 찢어지며 발생한다.

가벼운 야외활동을 위해 걸을 때도 마찬가지다. 모든 운동 전에는 스트레칭과 준비운동으로 근육의 긴장을 풀어주고 유연성을 높이는 것이 중요하다.

특히 휴가철 더운 날씨에 과도한 활동과 햇볕에 노출될 경우 젊은 성인들도 쉽게 탈수를 일으키기 쉽다. 이럴 경우 피로감이 빨리 풀리지 않는다.

휴가 중 과도한 활동으로 피로감이 크다면 많이 사용한 근육 부위 위주로 스트레칭을 하면 도움이 될 수 있다. 쌓인 젖산을 제거하는 게 중요한데, 아픈 자리를 마사지하거나 너무 과도하지 않은 각도로 스트레칭을 하면 된다.

김 교수는 "아프지 않은 범위에서 근육을 수축했다 폈다 하면 젖산 같은 피로 물질을 제거하는 데 도움이 된다"며 "목이나 어깨 등 근육이 흔하게 뭉치는 부위 외에 다리 등 알이 베긴 부위가 있다면 비슷하게 굽혔다 폈다 하면 좀 낫다"라고 설명한다.

스트레칭도 도움이 되지만 젖산 제거에 도움이 되는 음식을 섭취하는 것도 좋다. 몸에서 젖산을 배출하는 과정에서 비타민을 조효소로 사용한다. 조효소란 효소의 작용을 돕는 물질로 코엔자임이라고 부르기도 한다.

특히 비타민B군이 풍부하게 들어 있고 수분이 많은 수박 같은 과일을 섭취하면 도움이 된다. 비타민B는 체내 여러 가지 대사 및 생리작용에 관여한다.

비타민B가 부족할 경우 면역력 저하와 피로를 느낄 수 있다. 다만, 비타민B는 과다 섭취해도 소화기 및 피부에 문제가 나타날 수 있어 섭취 시 주의해야 한다.

반면, 김 교수는 피해야 할 음식으로 가장 먼저 술을 꼽았다. 피곤한 상태에서 몸이 여기저기 뭉쳐 있고 몸 상태가 안 좋은 상황에서 탈수 등 다른 문제들을 일으킬 수 있기 때문이다.

그는 "휴가를 다녀온 직후에는 오히려 담배보다도 술을 피하는 것이 더 좋다"며 피곤이 덜 풀린 상태에서는 금주할 것을 강조했다.

카페인의 경우 일반적으로 마시는 커피 1~2잔은 큰 영향이 없다. 카페인 또한 이뇨 작용을 일으켜 몸에서 수분을 빠지게 하지만 적당한 양은 별문제를 일으키진 않는다. 다만, 카페인에 민감할 경우에는 수면 등에 방해가 될 수 있어 피하는 것이 좋다.

회전운동
손목을 앞과 뒤, 양 옆으로 움직인다.

손목 스트레칭
아프지 않은 손목으로 손목을 젖히고 15~30초 동안 유지한다.
반대 방향으로 하고 같은 시간 동안 유지한다.

손가락 운동
손가락을 구부린 상태로 5초 동안 유지한다. 10회 정도 반복한다.

김 교수는 또한 "보통 커피 1~2잔으로 문제를 일으키진 않지만, 과다 복용하거나 카페인에 예민한 경우 또는 밤늦게 복용하는 것은 추천하지 않는다"라고 말한다.

휴가 마지막 날은 최대한 일상생활과 비슷하게 보내면서 쉬는 것이 좋다. 하루 정도 다른 특별한 일은 하지 않으면서 정상 사이클을 찾는 것이다.

하지만 평소에 휴가를 가기 쉽지 않다면 마지막 하루도 아깝다. 그럴 때는 최소한 기상 시간이라도 평소처럼 일어난다면 휴가 후 일상생활에 복귀했을 때 도움이 될 수 있다.

김 교수는 "휴가 마지막 날 정도는 일어나는 시간을 평소처럼 할 경우 일상생활로 복귀가 덜 힘들다"며 "휴가 기간 중 휴식을 취하지 않고 노동을 하시는 분들이 있는데, 적어도 마지막 날에는 근육을 쉬어주고 탈수, 음주를 피할 것을 권한다"라고 조언한다.

생활 속의
건강 지키기
습관

01

미세먼지를 막아주는
마스크 쓰기

기상예보를 확인하고
건강수칙을 지켜야 한다

●

| 의학 자문 인용 |

질병관리청
서울아산병원
원호연 중앙대학교병원 심장혈관·부정맥센터 및
순환기내과 교수

미세먼지는 우리 눈에 보이지 않을 정도로 작은 먼지 입자다. 입자 크기에 따라 직경 10마이크로미터($\mu m \cdot 10$ μm은 $0.001 cm$) 이하인 것을 미세먼지(PM10)라고 한다.

직경 2.5μm 이하는 초미세먼지(PM2.5)로 분류된다. 이들 먼지는 매우 작아 숨을 쉴 때 폐세포 끝까지 들어와 바로 혈관으로 들어갈 수 있다.

서울아산병원에 따르면, 미세먼지는 입자 크기에 따라 침투하는 깊이가 달라진다. 6μm 이상은 주로 인후두 부위 상기도(기도 중 상부에 해당하는 코·인두·목구멍·후두)에 걸리고, 2~6μm는 소기도(소기관지),

제3장 생활 속의 건강 지키기 습관   115

2㎛ 미만은 폐포까지 침투하고 혈액을 타고 전신으로 들어갈 수 있다.

미세먼지가 몸속으로 들어오면 면역세포가 먼지를 제거하기 위해 염증 반응을 일으킨다. 이로 인해 알레르기성 결막염을 비롯해 각막염, 비염, 기관지염, 폐기종 등을 유발할 수 있다.

기관지에 미세먼지가 쌓이면 가래와 기침이 잦아지고 기관지 점막이 건조해지면서 세균이 쉽게 침투하게 된다. 폐렴을 포함해 감염성 질환이 쉽게 생기는 이유다.

미세먼지는 발생 원인에 따라 자연적인 것과 인위적인 것으로 구분한다. 대부분 인위적 발생 원인이 많다. 미세먼지 중 건강에 영향이 큰 초미세먼지는 자동차와 화력발전소 등에서 연소를 통해 배출된 1차 오염물질이 대기 중 다른 물질과 반응해 생성된 2차 오염물질이 주요 발생 원인이다. 주로 황산염과 질산염, 유기탄소 등으로 구성되어 있다.

질병관리청에 따르면, 미세먼지는 건강에 나쁜 영향을 미친다. 미세먼지에 계속 노출되면 심장 및 폐 질환 등이 발생하고, 결과적으로 사망할 위험이 커진다. 단기적으로는 천식 발작과 급성 기관지염, 부정맥 등 증상을 악화한다. 미세먼지 농도가 높은 곳에서 오래 노출되는 경우 심혈관 질환과 호흡기 질환, 폐암 등의 발생 위험이 증가한다.

초미세먼지 PM2.5, 입자 2.5㎛ 이하 대기오염물질

미세먼지주의보 PM2.5의 농도가 ㎥당 90㎍이 넘는 상태로 2시간 이상 지속되면 발령

해변의 고운 모래
90㎛ 입자 지름

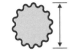

사람 머리카락
50~70㎛ 지름

PM10 미세먼지
〈 10㎛ 입자 지름

PM2.5 초미세먼지
〈 2.5㎛ 입자 지름

외출 자제 &
보건용 마스크 사용

개인위생
철저

콘택트렌즈
자제

질병청은 "미세먼지가 몸속에 들어오면 여러 장기에 활성산소를 공급해 세포 노화를 촉진한다. 미세먼지로 빨리 늙는 것"이라며 "염증반응을 촉진해 조직 손상을 가져온다"라고 지적한다.

이어 "이러한 작용은 혈류를 따라 전신에서 일어나므로 미세먼지 영향은 단지 호흡기에 그치지 않고 신체 다양한 장기에 영향을 미칠 수 있다"라고 강조한다.

미세먼지 민감군은 임산부·영유아, 어린이, 노인, 심뇌혈관 질환자, 호흡기·알레르기 질환자 등이다. 이들은 미세먼지에 노출될수록 더 위험하다.

임산부가 들이마신 미세먼지는 태아의 성장·발달은 물론 조산과도 관련이 있다. 운동을 하거나 신체 활동이 증가하면 숨을 더 빠르

고 깊이 쉬게 돼 많은 미세먼지 입자를 흡입하게 된다.

영유아·어린이는 폐가 다 발달하지 않아 미성숙하고 실외활동 빈도가 높거나 신체활동이 활발하기 때문에 미세먼지에 더 취약하다. 노인은 노화로 인해 면역력이 약하고 아직 진단을 받지 않았더라도 심장 및 폐 질환을 가지고 있을 가능성이 높다. 노인에게 미세먼지가 위험한 이유다.

심뇌혈관 및 호흡기·알레르기 질환자는 미세먼지로 인해 기존 증상이 악화할 수 있으므로 주의가 필요하다.

특히 미세번지로 인한 대기오염이 호흡기 질환은 물론 심혈관 및 뇌혈관 질환 발생을 높이고 이로 인한 사망 위험도 커지는 것으로 나타났다.

원호연 중앙대학교병원 심장혈관·부정맥센터 및 순환기내과 교수는 '아시아·태평양 심장대사증후군 국제학술대회(APCMS 2023)'에서 이러한 내용의 연구 결과를 발표한 바 있다.

원 교수가 소개한 글로벌 대기상태 보고서를 보면, 전 세계인 가운데 특정 질환자 중 대기오염의 영향으로 사망한 비율이 만성폐쇄성 폐 질환(COPD) 40%, 하기도감염(폐렴, 기관지염) 30%, 뇌졸중 26%, 당뇨병 20%, 허혈성 심장 질환(협심증, 심근경색증) 20%, 폐암 19%를 각각 차지하는 것으로 확인됐다.

특히 중국에서의 대기오염 영향으로 인한 사망률 조사에서는

1990년 만성 호흡기 질환이 47.1%, 심혈관 질환이 25.5%였지만, 2015년에는 심혈관 질환이 44%를 차지하고, 만성호흡기 질환이 33.6%를 기록하며 대기오염의 영향으로 심혈관 질환이 호흡기질환으로 인한 사망보다 더 높은 것으로 나타났다.

원 교수는 "호흡기 질환에 악영향을 미칠 뿐만 아니라 심뇌혈관 질환으로 인한 사망 위험을 높이는 것으로 보고 있다"며 "특히 장기간 초미세먼지(PM2.5)와 오존(O3) 노출 및 심혈관계 사망률에 대한 관계를 분석한 연구에 따르면, 초미세먼지와 오존에 장기간 노출됐을 때 심혈관 질환에 의한 사망률이 높아진다"고 말한다.

이어 "또 다른 연구에서는 초미세먼지(PM2.5) 정도와 허혈성 심장 질환 및 뇌졸중 사망률 연관성을 분석한 연구에서는 미세먼지 농도가 증가할수록 허혈성 심장 질환 및 뇌졸중 사망률이 비례해 높아지는 것으로 나타나고 있다"라고 설명한다.

| 미세먼지를 줄이는 데 효과적인 식물 |

4시간 동안 줄어든 초미세먼지의 양

식물	양
파키라	155.8μg/㎥
백란금	142.0μg/㎥
멕시코 소철	140.4μg/㎥
박쥐란	133.6μg/㎥
율마	111.5μg/㎥

자료: 농촌진흥청

미세먼지 노출 후 나타나는 증상은 다양하다. 기침을 포함한 호흡기 점막 자극 증상, 폐기능 감소 및 악화로 인한 호흡 곤란, 가슴 답답함, 쌕쌕거림, 천식 증상, 혈관 기능 장애로 인한 가슴 압박감, 가슴 통증, 가슴 두근거림, 호흡 곤란 등 심혈관계 증상, 가려움 및 따가움을 동반하는 피부 알레르기, 아토피피부염, 통증, 이물감, 가려움증을 동반하는 알레르기결막염과 안구건조증 등이다.

미세먼지 대비 8가지 건강수칙을 지키는 것도 중요하다. 해당 수칙을 보면 평소 미세먼지 예보 확인, 미세먼지 민감군인지 확인, 미세먼지 노출 후 나타나는 증상 확인, 보건용 마스크 준비, 손 씻기와 위생관리 철저, 미세먼지가 나쁠 때 야외활동 줄이기, 물을 충분히 섭취하기, 비타민과 항산화제가 풍부한 과일과 채소 먹기 등이다.

미세먼지 예보는 한국환경관리공단에서 운영하는 홈페이지 '에어코리아' 또는 모바일 애플리케이션(앱) '우리 동네 대기정보'에서 확인할 수 있다.

또한, 미세먼지를 차단하려면 높은 효과의 마스크를 쓰는 것이 필요하다. 현재 국내에서 사용되는 마스크는 천 마스크, 덴탈 마스크(수술실용 마스크), 보건용 마스크로 분류된 KF80과 KF 94 등이 있다.

'황사마스크'라고도 불리는 KF80은 0.6μm(마이크로미터, 1μm=1000분의 1mm) 이상 크기의 미세 입자를 80% 이상 걸러낸다. KF94는 0.4μm의 입자를 94% 걸러낸다. 덴탈 마스크는 홑겹에 조직도 성기기 때문에 큰 비말(침방울)은 차단할 수 있지만 작은 입자나 에어로졸 상태의 바이러스는 막기 힘들다.

천 마스크는 차단 효과가 작을뿐더러 쓰는 사람의 기침 등이나 외부 상황에 의해 젖어버리기 쉬워 효과가 떨어진다. 이런 이유로 방역 당국과 전문가들은 천이나 수술용이 아닌 KF 수치가 높은 보건용 마스크를 권한다.

02

소음성 난청의 주범은
이어폰

볼륨을 키워 즐기다가
영구적 난청을 유발할 수 있다

●

| 의학 자문 인용 |

선우웅상 가천대학교 길병원 이비인후과 교수
오승하 서울대학교병원 이비인후과 교수
이현진 가톨릭대학교 인천성모병원 이비인후과 교수

코로나19 유행 기간 동안 비대면 온라인 활동이 늘면서 청소년 등 젊은 층을 중심으로 이어폰 사용이 잦아졌다. 이어폰 같은 음향기기가 필수품이 된 가운데 많은 전문가는 '소음성 난청'의 위험을 경고하고 있다.

소음성 난청이란 큰 소리에 장시간 노출돼 달팽이관 속 유모세포가 손상을 입어 청력이 손실된 상태를 말한다. 특히 우리나라 청소년 5~6명 중 한 명꼴로 소음성 난청에 해당할 것이라는 연구도 있다. 수년 전 연구라 유병률은 이보다 더 높을 수 있다.

지난 2019년 오승하 서울대학교병원 이비인후과 교수 연구팀은 지난 2016~2017년 전국 중·고등학교 각각 1학년 학생 2,879명의 청력검사와 이비인후과 검진 및 설문조사를 한 결과, 17.2%가 난청이 있는 것으로 진단됐다고 국제학술지 '플로스원(Plos One)'을 통해 밝힌 바 있다.

오 교수팀은 조사 대상 학생들에게 주파수를 이용한 청력검사를 한 다음에 어음 청력검사를 했다. 이 청력검사로 일상적인 의사소통 과정에서 흔히 사용되는 단어를 사용하면 언어 청취 능력과 이해도를 파악할 수 있다.

그 결과 17.2%가 정의된 수준 이상의 난청 증상을 보였고 어음영역과 고주파수 영역(500~8000㎐)의 난청 유병률은 각각 10.3%, 11.6%였다. PC방 사용이 과할수록, 다른 사람이 볼륨을 낮춰달라고 요구할 정도의 음향을 들을수록 높아지는 연관성을 보였다.

오 교수는 "세계보건기구(WHO) 권고로 생애 전주기 청력검사가 중요해진 가운데 국내에서도 청소년 난청 조사 필요성이 대두됐다"며 "학령기 때 경도의 난청을 찾아내지 못하면 학업은 물론 많은 국가적 비용이 요구된다. 조기 발견이 중요하다"라고 말한다.

볼륨을 크게 듣는 사람은 계속 크게 듣다가 난청 증상을 겪는다. 초기에는 '말귀를 알아듣지 못하는 것' 외에 불편함이 없다가 중저음도 안 들리고 상대 목소리를 듣지 못해 같은 말을 반복한다. 볼륨은 더욱 높여 듣게 되고 소통은 갈수록 힘들어진다.

소음성 난청의 증상으로는 이명도 있다. 이명은 조용한 곳에서도 귓속이나 머릿속에서 소리가 들리는 듯한 상태다. 외부 청력 자극이 없는데 신경이 거슬릴 정도로 잡음이 들려 수면이나 일상이 불편할 수 있다.

- [ ] 다른 사람이 말하는 소리가 작게 들린다.
- [ ] 다른 사람의 말이 잘 안 들려 대화에 끼지 못한 적이 있다.
- [ ] 다른 사람에게 천천히 또는 크게 또렷하게 다시 말해달라고 요청한 적이 있다.
- [ ] 소음이 있는 상황에서 다른 사람에 비해 말을 잘 알아듣지 못한 경우가 있다.
- [ ] TV소리 크기가 너무 크다는 소리를 들은 적이 있다.
- [ ] 전화할 때 말을 잘 못 알아들어 다시 물은 적이 있다.
- [ ] 주변 사람들이 말을 잘 못 알아듣는다고 말해준 적이 있다.

3가지 이상에 해당일 경우 난청을 의심해야 하는 상황

선우웅상 가천대학교 길병원 이비인후과 교수는 "젊은층의 소음성 난청은 청력 노화를 가속화할 수 있다"며 "청각세포 손상은 통상 90dB 정도의 소음에 노출되면 발생한다. 적당히 높은 소음에 장기간 노출될 때 또한 손상될 수 있다"라고 경고한다.

일시적인 소음 노출에 의한 청각세포 손상은 대부분 회복할 수 있지만, 주변 소음을 뚫을 정도로 큰 이어폰 볼륨 같은 소음에 반복적으로 노출되거나 소음이 장기간 이어지는 경우 영구적인 난청을 유발한다. 문제는 난청이 확실한 치료법이 없다는 점이다.

나이가 들면서 청력이 감소한 채 난청이 생기면 인지능력 저하, 더 나아가 치매의 위험 요인이 된다. 평소에 난청을 예방하기 위해 노력할 수밖에 없다. 스트레스를 주는 소음은 피하려 노력하고, 피할 수 없다면 겪은 뒤 조용한 환경에서 휴식을 취해야 한다.

오 교수는 "소음이 심한 곳에서 손으로 귀만 막아도 도움이 된다"며 "심하지 않은 난청은 보청기로 재활이 가능하고, 고도 난청은 인공와우 수술로 사회생활이 가능한 청력을 가질 수 있다. 하지만 정상 청력에 비해 한계가 있어 예방하는 게 좋다"라고 말한다.

WHO는 음향기기를 사용할 때 소리 크기를 85dB 정도로 유지하고 최대 110dB을 넘지 않도록 권장하고 있다. 이현진 가톨릭대학교 인천성모병원 이비인후과 교수에 따르면, 대중교통 안에서의 소음이 80dB, 공사장 소음이나 헤비메탈 공연의 소음이 110dB 정도다.

이 교수는 "많은 사람이 귀 건강에 대해 무심코 지나치지만, 귀는 사회를 연결하는 소통창구"라며 "듣는 기능에 이상이 생기면 사회와 단절된 삶을 살아야 할지도 모른다. 음향기기는 최대 출력의 60% 볼륨으로 하루 60분 이하로 듣는 게 좋다"라고 설명한다.

무엇보다 청소년기에는 난청이 없더라도 3~4년에 한 번은 정기적으로 이비인후과를 방문해 청력검사를 받아야 한다. 오 교수팀은 기존 학교의 청력검사 방법으로 고주파수 난청 등을 측정하기 어려운 점을 개선하기 위한 청력 검진 방법을 연구하고 있다.

선우 교수도 "음향기기를 1시간 사용했다면 10분 정도 쉬어달라"며 "소음에 노출되지 않도록 주의하고, 부득이하게 노출될 경우 귀를 보호해야 한다. 100세 시대에 건강한 청력을 오랫동안 유지하려면 젊어서부터 평소에 청력을 관리해야 한다"라고 강조한다.

03

자녀의 시력을 망치는 '짝퉁' 선글라스

자녀에게 장난감 선글라스를 사주는 것은 위험하다

●

| 의학 자문 인용 |

김태기 강동경희대학교병원 안과 교수

자외선을 제대로 차단하지 못하는 짝퉁 선글라스를 쓰는 아이는 시력을 망칠 수 있다. 선글라스를 쓰지 않을 때보다 훨씬 눈 건강에 악영향을 미칠 수 있는 것이다.

김태기 강동경희대학교병원 안과 교수는 "햇볕이 강한 여름철에는 강한 자외선인 중파장자외선(UVB) 노출이 늘어나게 된다"며 "눈이 노출되면 여러 문제를 일으킬 수 있는데, 백내장을 비롯해 광각막염, 황반변성 그리고 익상편(군날개) 등이 발생할 수 있어 선글라스가 가장 쉬운 예방법"이라고 말한다.

하지만 동시에 "자외선 차단이 잘 안 되고 단순히 렌즈 색깔만 어두운 선글라스는 오히려 더 위험하다"며 "자외선 차단율이 99.9% 수준인 정상 선글라스를 써야 한다. 단순히 장난감으로 나온 선글라스는 쓰면 시력이 나빠진다"라고 주의를 당부한다.

주변이 어두워지면 우리 눈은 빛을 더 받아들이기 위해 동공이 커진다. 따라서 자외선 차단이 안 된 상태에서 색깔만 어두운 선글라스를 착용하면 더 많은 자외선이 눈에 들어온다.

특히 어린아이의 경우는 성인보다 자외선 노출에 더 민감하다. 아이는 빛을 받아들여 굴절시키는 수정체가 성인보다 더 투명하다. 따라서 성인과 같은 양의 자외선에 노출돼도 더 많은 자외선이 눈에 들어간다.

미국 클리브랜드클리닉은 홈페이지를 통해 생후 6개월 미만 아이는 눈을 보호하기 위해 선글라스를 착용하도록 권고했다. 미국 광학협회(VCA)에 따르면, 자외선으로 인한 피해가 누적될 수 있어 어릴 때부터 선글라스 착용을 권고한다.

김 교수는 "기존 연구를 보면 성인은 대부분의 자외선이 차단되며, 눈 속에 들어가는 비율은 약 1.5% 정도"라며 "반면 아이들은 연구에 따라 최대 75%까지 들어가는 것으로 나온다"라고 말한다.

단순히 눈 안으로 들어오는 자외선의 양만 따질 경우 최대 50배 차이다. 따라서 소아도 햇볕에 노출이 많으면 선글라스를 착용하는 게 좋다.

선글라스를 고를 때는 가격에 상관없이 UVA와 UVB를 잘 막아주는 선글라스를 구매하면 된다. 자외선은 파장에 따라 UVA, UVB, UVC로 나뉘는데, 파장이 짧은 UVC가 가장 해롭다. 하지만 UVC는 대부분 오존층을 통과하면서 사라진다.

그렇다고 눈 보호를 위해 무조건 선글라스 착용하는 게 아니다. 일상생활 내내 착용하기보다는 바닷가 등 야외에서 보내는 시간이 길 경우 착용하면 도움이 된다.

김 교수는 "아이들은 안경을 쓰고 다니기 쉽지 않으니까 모자를 착용해서 눈에 직접 빛이 들어오지 않도록 조치하면 된다"라고 조언한다.

장시간 자외선에 노출된 안구는 손상을 입는다. 눈동자 곁에 있는 각막에 문제가 생길 수 있다. 이는 실명으로 이어지는 황반변성의 원인이기도 하다. 또 태양을 직접 쳐다보면 망막에 문제가 생기고 시력이 떨어질 수 있다.

김 교수는 "선글라스 착용은 필수는 아니지만 햇볕이 있는 곳에서 오래 있으면 가급적 착용해야 한다"며 "자외선 차단 기능이 있는 제품을 골라야 한다"라고 강조한다.

04

핫팩 때문에
화상 입는다

40~70도에 1시간 이상 노출되면
저온화상이 발생한다

•

| 의학 자문 인용 |

민경희 노원을지대학교병원 성형외과 교수
미국화상학회

"뜨겁다고" 느끼지 않을 온도에
1시간 이상 노출되면 저온화상 위험이 있다.
초기 증상이 경미해 인지가 어려워 치료가 늦으면
화상 치료 기간이 길어진다."

본격적인 추위가 시작되면 핫팩을 구입해 몸에 붙이거나, 손에 쥐고 다니는 이들이 늘어난다. 이 경우 간혹 조금씩 가렵다가 따끔따끔한 증상까지 생겨 불편할 수 있다. 통증이 없으니 괜찮겠다고 할 수 있으나, 예상외로 '저온화상'이라는 진단을 받을 수도 있다.

저온화상은 40~70도 정도의 비교적 낮은 온도에서 피부 손상이 누적되면서 화상을 입는 경우를 말한다. 고온에 일시적인 노출로 생기는 일반 화상과는 달리 저온에서 피부가 1시간 이상 노출됐을 때 발생한다.

고온화상은 즉시 통증이 발생하지만, 저온화상은 대부분 통증이 없거나 색소침착, 열성 홍반, 반점, 가려움증, 물집 등 비교적 증상이 경미해 바로 알아차리기 어렵다. 하지만 초기에만 경미하다.

저온 화상은 사람이 아주 뜨겁다고 느끼는 온도에 미치지 않기 때문에 회피 반응이 없다. 그러다 보니 장시간 노출됨에 따라 피부조직에 열이 축적되어 피부 세포의 손상이 일어나게 된다.

장시간에 걸쳐 조직 손상이 깊은 곳까지 이뤄지면 피부조직 괴사나 가피(부스럼 딱지) 형성, 궤양 등 심각한 손상을 입을 수 있다. 일반 화상과 같이 1~3도 화상으로 진단될 수 있고, 더 심각한 경우도 있다.

민경희 노원을지대학교병원 성형외과 교수는 "저온이라는 용어 때문에 경각심이 낮지만, 손상 정도가 바로 나타나지 않을 뿐 조직 손상 정도는 일반 화상보다 심각한 경우도 있다"며 "시간이 지나면서 손상이 진행될 수 있기 때문에 더욱 각별한 주의가 필요하다"라고 강조한다.

저온화상은 초기에 통증이 없고 증상이 경미해 환자들이 빨리 병원에 가는 경우가 거의 드물다. 민 교수의 언급에 따르면, 저온화상 환자가 전문병원을 방문하는 시점이 화상 발생 후 2주일이 지난 경우도 있다.

문제는 치료 기간도 그만큼 길어진다는 것이다. 치료는 일반 화상과 같이 얕은 2도 화상이라면 소독 치료를 한다. 그러나 깊은 2도 또는 3도 화상이라면 피부 이식술, 피판술 등 수술적 치료가 필요하다.

심한 흉터가 남으니 조기 치료가 중요하다.

우리나라는 온돌문화에 익숙하다. 겨울철이면 전기장판, 온수매트, 전기방석 사용률이 높아지고 핫팩, 온열 난로도 흔히 애용한다. 그러나 이런 제품에 장시간 노출될 경우에는 저온화상을 입을 우려가 있다.

공정거래위원회와 한국소비자원도 '전열기 안전사고 예방을 위한 안전 주의보'를 발령한 바 있다. 2018년부터 2022년까지 4년간 접수된 전열기 관련 위해 정보는 총 3,244건이었고, 절반 가까이(47.9%)가 화재나 소비자의 화상 우려가 있다는 내용이다.

위해 발생 사례도 553건이다. 대다수가 화상(514건)이다. 그중 전열기 관련 화상 피해는 저온화상이 많았다. 증상이 확인되는 76건을 보면 1도 화상이 8건, 2도 화상이 51건, 3도 화상이 17건으로 나타났고 '둔부, 다리 및 발'의 화상이 37건으로 가장 많았다.

저온화상을 예방하려면 전기장판이나 온수매트 사용 시 두꺼운 이불을 깔고 사용해야 한다. 또한, 장시간 사용은 피해야 한다. 온열 기능이 있는 제품은 침구 내에서 제품 평균 온도보다 더 높이 올라갈 수 있어 적절한 온도와 시간을 설정하고 써야 한다.

미국화상학회에 따르면, 피부는 50도 열에 3분만 노출돼도 화상을 입는다. 시중의 핫팩은 발열이 10시간 이상 지속되고 최고 70도까지 오른다. 따라서 피부에 직접 닿지 않게 옷 위에 붙여야 한다.

난로를 사용할 때는 최소 1m 이상 떨어져서 사용한다.

영유아나 노인, 감각이 둔한 당뇨병 및 척추질환자, 과음했거나 수면제 복용으로 깊이 잠든 경우라면 사용 시 주의가 필요하다. 특히 영유아, 노인, 당뇨병 질환자, 척추 질환으로 인한 감각저하가 있는 사람이라면 가급적 온열 제품을 사용하지 않는 게 좋다.

민 교수는 "저온화상은 초기에 증상이 경미해 보일 수 있으나 2~3도 화상으로 손상이 깊은 경우도 있다. 저온화상이 의심된다면 치료가 가능한 전문병원을 방문하는 게 중요하다. 만약 의심된다면 즉시 차가운 물로 10분 이상 열을 식혀야 한다"라고 당부한다.

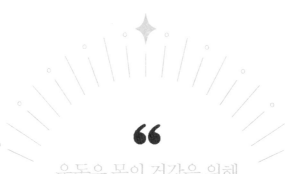

운동은 몸의 건강을 위해
가장 중요한 일이다.
그뿐 아니라,
다이내믹하고 창조적인
지적 활동을 위한 기반이기도 하다.

- 존 F. 케네디 -

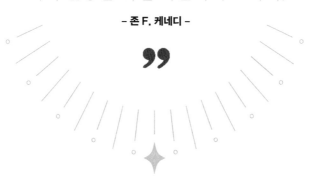

위암 발암인자
'헬리코박터'의 감염경로

한국인 10명 중 5명은
헬리박터균에 감염돼 있다

•

| 의학 자문 인용 |

정훈용 서울아산병원 소화기내과 교수

　　'헬리코박터 파일로리균'은 위암의 발암인자다. 국내 인구의 약 절반이 감염된 것으로 알려지고 있다. 특히 일부 소화기계 질환이 있다면 필수적으로 치료를 받는 것이 좋다. 하지만 그렇다고 국민 절반이 전부 필수적으로 치료를 받아야 하는 것은 아니다.

　정훈용 서울아산병원 소화기내과 교수는 "대한소화기학회의 가이드라인에 따르면, 모든 위궤양 환자, 합병증을 동반한 십이지장궤양 환자, 조기 위암 환자, 변연부 B 세포 림프종 환자는 반드시 치료를 받아야 한다"며 "또한, 위암 환자의 직계가족, 설명되지 않는 철 결핍성 빈혈, 만성 특발 혈소판 감소증 환자는 헬리코박터 박멸 치료가 도움이 된다"라고 설명한다.

헬리코박터는 위장에 기생하는 나선 모양의 세균으로 주로 위 점막층과 점액 사이에 서식한다. 정확한 감염경로는 알려지지 않았지만, 사람과 사람 간에 전파되는 것으로 추정된다.

대변에 있는 오염물질이 입을 통해 유입돼 감염되거나 입에서 입으로 감염될 수도 있다. 간혹 내시경 등의 기구를 통해 감염되기도 한다. 물을 같이 마시거나 같은 그릇에 담긴 음식을 나눠 먹다가 전염되기도 한다.

| 헬리코박터 파일로리균 감염 시 증상 |

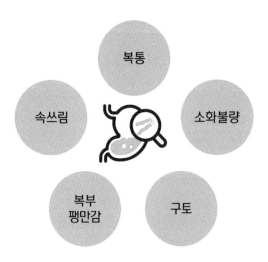

특별한 초기 증상이 없어 모르고 지나치는 경우가 많다. 하지만 헬리코박터 감염은 흔한 소화기계 질환인 십이지장궤양과 위궤양에

큰 영향을 준다. 헬리코박터 감염 초기 위 하부에 위염이 생겨 강력한 위산 분비 호르몬인 가스트린의 양이 많아지고 정상 위 체부에서 다량의 위산이 배출돼 십이지장궤양을 일으킨다.

시간이 지남에 따라 감염된 위 점막의 형태가 점차 변형되고 생리 반응이 소실되며 정상적인 방어기전에 와해를 초래해 항상성이 파괴되면서 위궤양이 발생한다. 위벽이 부분적으로 허는 위궤양이나 위가 헐면서 끝내 위에 구멍이 생기는 위 천공으로 이어질 수 있어 적절한 치료가 필요하다.

헬리코박터균 감염증은 혈액 검사나 위내시경 하 조직 검사, 튜브를 이용한 요소호기 검사(UBT)를 통해 진단한다. 특히 UBT는 호흡을 통해 그 자리에서 간단하게 결과를 알 수 있다. 내시경처럼 불편감이나 고통이 없기 때문에 많이 사용되는 방법이다.

헬리코박터균 감염에 의한 만성적인 위염은 위 위축, 위암 발생률이 증가할 수 있다. 특히 헬리코박터균 감염 환자는 일반인보다 위암에 걸릴 위험도가 3~6배 높은 것으로 보고된다.

지난 1994년에는 국제암평의회에서 헬리코박터를 제1형 발암인자로 명명했으며 일본의 경우 2013년부터 헬리코박터에 감염된 전 국민에 대하여 제균치료를 시행 중이다. 헬리코박터 제균 치료는 만성 재발성 소화성궤양 치료 및 예방뿐 아니라 위암의 발병을 줄이는 암 예방 전략에도 응용될 수 있다.

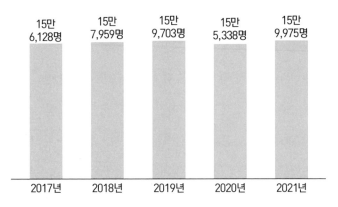

| 2017~2021 위암 질환 진료 인원 |

15만 6,128명 (2017년)
15만 7,959명 (2018년)
15만 9,703명 (2019년)
15만 5,338명 (2020년)
15만 9,975명 (2021년)

자료: 국민건강보험공단

헬리코박터균 감염증을 치료하는 것은 헬리코박터 파일로리라는 균을 제거하는 것을 말한다. 일반적으로 궤양을 치료하는 약제와 항생제를 섞어 사용한다. 1~2주 정도 약을 복용하며, 복용 후에는 70% 정도의 균이 제거된다. 치료 4주 후에는 세균이 모두 박멸됐는지 확인하기 위해 재검사를 시행해야 한다.

정 교수는 "헬리코박터 감염을 초기에 치료하면 소화성궤양 발생 확률이 크게 낮아지며 질병 발생 후 제균하더라도 치료 후 재발을 막을 수 있는 방법이 된다"라고 조언한다.

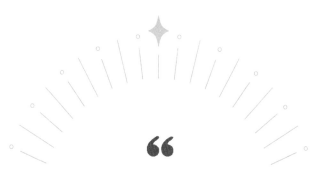

강제로 습득한 지식은
마음에 남지 않지만,
의무적으로 하는 운동은
몸에 해가 되지 않는다.

- 플라톤 -

06
칫솔질만 잘해도
입 냄새 없앤다
구강건조증·치태·치석·구강염이
구취의 원인이다

•

| 의학 자문 인용 |

고려대학교 안암병원 치과

입 냄새를 풍기는 사람과 마주하면 상상을 초월하는 불쾌감을 느낀다. 나도 모르게 고개를 돌리기 일쑤다.

사회 풍습상 상대방에게 입 냄새를 지적하기는 매우 어렵다. 그런 탓에 자신이 입에서 냄새가 나는 것을 모르는 경우가 종종 있다.

고려대학교 안암병원 치과에 따르면 입 냄새는 공기를 싫어하는 혐기성 세균이 단백질을 분해해 생기는 황화합물에 의해 발생한다. 입 냄새는 성인의 절반가량이 겪을 정도로 흔한 증상이다.

아침에 나는 입 냄새는 대부분 자는 동안 구강세균에 의해 생기는 일시적인 증상이다. 그러나 지속적으로 입 냄새가 나면 질환이 원인일 수 있어 치료가 필요하다.

입 냄새의 원인 중 90%는 입안의 이상, 나머지 10%는 입안 이외의 신체에 문제가 있기 때문인 것으로 알려져 있다. 일반적으로는 염증 치태(플라크)와 충치, 불량한 충전물, 보철물, 흡연 등에 의해 입 냄새가 발생한다. 특히 잇몸병으로 인해 피가 나면 평소보다 4배가량 입 냄새가 늘어난다.

입 냄새는 침의 양과 관계가 깊다. 밤에 잠이 들면 침 분비가 줄어 세균이 늘어난다. 나이가 들면서 나쁜 입 냄새가 나는 이유도 침 분비가 줄어들기 때문이다.

반면, 침이 많고 입안에 세균이 적은 어린아이는 달콤한 입 냄새를 갖고 있다. 아침식사를 하면서 먹고 마시면 침 분비가 활발해져 세균을 씻어버리게 된다.

담배 타르도 입안을 건조하게 해 입 냄새를 유발한다. 다이어트를 할 때는 몸 안의 지방이 분해되면서 아세톤을 방출하기 때문에 냄새가 날 수 있다.

위장병과 축농증, 편도선, 인후염, 호흡기 질환, 당뇨, 간경화증, 담낭 요독증 등이 있으면 각 질병에 따라 독특한 입 냄새가 난다. 신경안정제나 항히스타민제 등을 오래 복용해도 구강을 건조시켜 입 냄새가 날 수 있다. 스트레스도 입 냄새의 원인이다.

여성은 월경주기에 따라 입 냄새가 변하며, 임신 중에는 호르몬 상태가 바뀌어 입 냄새가 날 수 있다. 음식물 중에서는 마늘과 양파, 카레, 술 등이 입 냄새의 원인이다. 마늘은 황화합물 성분이 혈액 순환을 통해 폐로 들어가 숨을 쉴 때마다 냄새가 난다.

| 구취 자가 진단법 |

침 채취	손등에 침을 묻히고 10초 후 냄새 맡기
설태 채취	혀 깊숙한 곳에서 설태를 긁어내 냄새 맡기
숨 냄새 채취	컵이나 종이컵을 입에 대고 숨을 내쉰 후 냄새 맡기

입 냄새를 예방하려면 칫솔질을 할 때 혀와 그 안쪽 뺨 쪽을 깨끗이 닦으면서 나쁜 세균을 제거해야 한다. 알코올이 섞이지 않은 구강 세정제도 냄새를 줄이는 데 도움이 된다.

치실로 치아 사이의 음식이나 세균을 말끔히 제거하는 일도 필요하다. 입 냄새가 지속적으로 심하게 난다고 생각할 때는 입 냄새 측정기구(핼리미터)를 갖춘 구취클리닉을 찾아 전문의 상담을 받는 게 좋다.

입을 다물고 콧바람을 불었을 때 냄새가 나면 입안이 아닌 기도나 소화기에 문제가 있는 것이다. 이런 경우에는 내과의사의 진료를 받아야 한다.

07

전자담배로
금연을 하겠다고?

담배를 끊으려고 전자담배로 바꿨다가
오히려 흡연량 늘어날 수 있다

●

| 의학 자문 인용 |

조홍준 서울아산병원 가정의학과 교수
최천웅 강동경희대병원 호흡기내과 교수

홉연은 매년 전 세계 800만 명 이상의 목숨을 앗아간다. 심혈관 질환, 호흡기 질환, 암, 당뇨병, 고혈압 등의 위험을 키운다. 호흡기 및 심혈관 질환 외에도 매년 전 세계 120만 명의 조기 사망을 부르는 원인이 된다.

이 때문에 금연을 결심하는 사람이 늘고 있다. 담배의 대안으로 전자담배를 택하는 사람도 많다. 하지만 금연을 이유로 전자담배를 사용했다가는 오히려 일반 담배와 전자담배를 함께 이용하는 다중 사용자가 될 수 있다. 전자담배가 금연에는 별 도움이 안 되기 때문이다.

| 국내 액상형 전자담배 주요 유해성분 분석 결과 |

성분명	전체 (153개)		담배 (16개)		유사담배 (137개)	
	검출 제품 수 (검출률)	검출 범위	검출 제품 수 (검출률)	검출 범위	검출 제품 수 (검출률)	검출 범위
THC (ppm)	NQ	NQ	NQ	NQ	NQ	NQ
비타민E 아세테이트 (ppm)	13 (8.5%)	0.1~8.4	2 (12.5%)	0.1~0.8	11 (8.03%)	0.1~8.4
디아세틸 (ppm)	29 (19.0%)	0.3~115.0	6 (37.5%)	0.4~2.2	23 (16.8%)	0.3~115.0
아세토인 (ppm)	30 (19.6%)	0.8~840.0	3 (18.8%)	0.8~38.1	27 (19.7%)	0.8~840.0
2,3-펜탄디온 (ppm)	9 (5.9%)	0.3~190.3	NQ	NQ	9 (6.6%)	0.3~190.3
프로필렌 글리콜 (%)	153 (100%)	14.5~64.4	16 (100%)	14.8~63.6	137 (100%)	14.5~64.4
글리셀린 (%)	153 (100%)	15.7~68.9	16 (100%)	15.7~62.9	137 (100%)	18~68.9

※ppm mg/kg
※NQ(Not Quantitative): 정량 한계 미만

자료: 식품의약품안전처

조홍준 서울아산병원 가정의학과 교수는 "안전성이 확인되지 않은 신종 담배 제품들이 오히려 여러 담배 제품을 동시에 사용하는 다중사용자로 만들 수 있어 주의가 필요하다"라고 조언한다.

궐련형 전자담배는 연초로 만들어진 전용 제품을 전자장치에 끼워서 사용한다. 흡연량을 줄이거나 금연을 위해 사용하는 경우가 많다. 하지만 궐련형 전자담배 사용은 금연은커녕 일반 담배에 전자담

배까지 흡연하는 결과를 초래하는 경우가 많다.

조 교수가 지난 2018년 국내 청소년을 대상으로 진행한 궐련형 전자담배 사용자 비율과 실제 금연과의 관련성을 조사한 연구 결과에 따르면, 일반 담배를 피우는 청소년이 흡연량을 줄이기 위해 사용하는 궐련형 전자담배의 사용은 오히려 일반 담배와 함께 궐련형 전자담배, 액상형 전자담배까지 중복으로 사용하는 다중담배 사용자가 될 가능성을 높였다. 또한, 정작 금연 성공률은 낮았다.

일반 담배와 액상형 전자담배, 궐련형 전자담배까지 모두 사용한 경험이 있는 3종 담배 사용 청소년은 일반 담배만 피우는 청소년에 비해 지난 1년간 금연 시도를 한 확률이 48% 높았다. 하지만 현재 3종 담배를 모두 사용하는 청소년이 금연할 확률은 일반 담배만 피운 청소년이 금연할 확률의 4%에 불과했다. 즉, 일반 담배를 흡연하던 청소년이 금연을 목표로 궐련형 전자담배를 사용하면서 금연을 시도하지만, 실제 금연으로 이어지지는 않는다는 의미다.

담배를 끊어야겠다고 결심했다면 바로 금연 시작일을 정하는 것이 도움이 된다. 계속 실행을 늦추면 그만큼 실패할 확률이 높아지기 때문이다. 보통 금연 클리닉에서는 담배를 끊을 생각이 있다면 2주 이내에 금연 일자를 결정하도록 권유한다.

조 교수는 "금연일을 잡았다면, 하루 전날에는 담배와 라이터, 재떨이 등 관련 물품을 모두 정리해야 한다"며 "되도록 술자리나 회식 등의 담배를 피울 환경이 조성되는 일정은 잡지 않는 것이 좋다"라고 조언한다.

그런 다음 우선 1년간이라도 담배를 끊어보는 게 중요하다. 1년간 금연에 성공하면 장기간 금연도 가능하다.

최천웅 강동경희대병원 호흡기내과 교수는 "흡연자가 1년간 단 한 개비의 담배도 피지 않았다면 일단 금연에 성공한 것으로 본다"며 "1년간 금연한 사람의 80~90%는 장기간 금연을 이어간다"라고 말한다.

흡연 욕구를 대신할 요소를 찾는 것도 금연에 도움이 된다. 스트레스를 받는 상황에서 벗어나고자 담배를 피웠다면 스트레스를 낮출 대안 행동을 찾는 것이다.

담배가 피우고 싶을 때 풍미 좋은 차를 마시거나, 친구와 통화하기 등 기분을 전환해줄 행동을 찾아서 하면 담배 생각을 어느 정도 줄일 수 있다. 특히 운동은 세포 자체의 활동성을 높여 심장, 폐, 혈관, 근육 등 여러 종류의 세포로 이루어진 인체 기관의 형태와 기능을 발달시키고 생리적 퇴화현상을 지연시키는 효과가 있다.

주변에서 도움을 받는 것도 방법이다. 가정의학과나 호흡기내과 등에서 금연 상담을 받고 필요한 약을 처방받을 수 있지만 보건소 금연 클리닉에서도 다양한 서비스를 받을 수 있다.

상담과 금연 보조제 처방 등 무료로 지원되는 부분도 많다. 가족과 직장 동료, 지인에게 금연 결심을 알리는 것도 중요하다. 금연 의지가 약해질 때 가족과 동료가 든든한 지원자가 되어줄 수 있다.

조 교수는 "주변에서 흡연자가 금연 의지가 없어도 담배를 끊어야 하는 적절한 이유와 위험을 설명해주는 것이 필요하다"며 "또한, 금연으로 얻을 수 있는 긍정적인 효과를 설명해주고, 담배를 끊지 못하는 이유를 확인해주는 것이 좋다"라고 말한다.

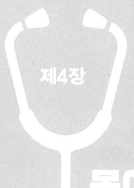

제4장

몸이
보내는
이상 신호

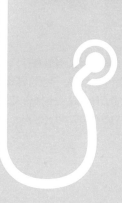

01
명치가 심하게 아프다면
담석증 의심

담낭절제술을 받고
생활 습관을 관리해야 한다

●

| 의학 자문 인용 |

강준구 한림대학교 성심병원 내분비내과 교수
이윤나 순천향대학교 부천병원 소화기내과 교수
허지혜 한림대학교 성심병원 내분비내과 교수
현종진 고려대학교 안산병원 소화기내과 교수

체한 것처럼 명치나 오른쪽 윗배에 심한 통증이 15분 이상, 길게는 종일 계속된다면 지방을 소화하는 담즙(쓸개즙)이 돌처럼 단단하게 응고돼 결석이 발생하는 담석증일 가능성이 있다. 담즙은 콜레스테롤, 지방산, 담즙산염 등의 성분으로 이뤄져 있다.

담즙을 이루는 성분 비율이 여러 이유로 변하면 찌꺼기가 생기고, 서로 뭉쳐 돌처럼 단단하게 응고되면 담석증이 발생한다. 전문가들은 한목소리로 "담석증을 예방하려면 식습관 개선이 중요하다"며 "평소에 규칙적으로 식사하고 자극적인 음식 섭취는 피하는 게 좋다"라고 말한다.

담석증은 담즙을 저장하는 탱크인 담낭, 담즙이 이동하는 길목인 담관 등에 결석이 생기는 질환이다. 결석이 담낭 안에 생기면 담낭 담석증, 담관 안에 생기면 담관담석증, 간 내부에 생기면 간내담석증이다.

담석증이 담즙 배액 경로를 막으면 담낭과 담관 압력을 높여 통증을 일으키며, 이러한 통증이 지속되면 염증이 심해지고 2차적인 세균 감염이 발생할 수 있다. 담낭에 담석이 생겨도 60~80%는 아무런 증상이 없을 수 있지만, 증상이 나타나면 심한 복통이 느껴진다.

5시간 이상 복부 통증, 오심, 구토, 열, 오한, 황달 증상이 계속되면 합병증 의심과 함께 진료를 받아야 한다. 위염, 위·식도역류질환, 췌장염, 요로계 질환과 감별하려면 복부초음파나 내시경적 역행성 담췌관조영술(ERCP) 등 검사를 해야 한다.

이윤나 순천향대학교 부천병원 소화기내과 교수는 "담석 종류는 콜레스테롤 담석과 색소성 담석으로 구분된다. 콜레스테롤 담석은 담즙에 콜레스테롤이 쌓이며, 여성·다출산·비만에서 잘 생긴다"면서도 "잘 먹지 않아도 담즙 분비가 되지 않고, 한곳에 모이며 굳어져서 발생할 수 있다"라고 말한다.

현종진 고려대학교 안산병원 소화기내과 교수는 "색소성 담석은 만성적인 담도의 감염, 술로 인한 간경변증, 만성·악성 빈혈, 회장(소장의 마지막 부분)을 절제한 환자에게 많이 생긴다고 알려진다"라고 부연한다.

담석증 치료법은 담석 위치에 따라 다르다. 증상 없이 담낭담석증이 우연히 발견되면 복부 초음파로 변화를 관찰하는 것으로 충분하다. 다만, 발열과 통증을 호소하거나 담석 크기가 3㎝ 이상으로 크거나 담낭암 위험이 있다면 내과적 치료로 증상을 완화한 뒤 담낭절제술을 받아야 한다.

담낭절제술은 통증과 합병증이 적은 복강경 수술로 대부분 어렵지 않게 이뤄진다. 담관담석증은 ERCP로 담석 위치를 알아내고, 동시에 내시경으로 결석을 제거할 수 있다. 간내 담석증은 담관암 위험을 높여 간엽절제술 같은 수술 치료가 필요하다.

현 교수는 "수술 직후에는 속쓰림 증상이 나타날 수 있지만 대부분 2~3개월이 지나면 호전된다. 수술 후 담낭이 없어서 설사가 발생할 수 있다. 담즙은 기름기 흡수의 중추적 역할을 하기 때문"이라며 "이 경우 식습관을 바꿔볼 필요가 있다"라고 설명한다.

담석증을 예방하려면 식습관 개선은 물론 정기검진, 운동이 중요하다. 특히 음식을 조리할 땐 지방을 사용하지 않는 게 좋다. 그중 어육류는 저지방으로, 하루 150g 미만으로 섭취한다. 증상이 호전되면 조리할 때 기름을 하루 15g 정도 사용한다.

이 교수는 "운동은 좋은 콜레스테롤 생산과 장운동을 돕고, 담즙 내 총 콜레스테롤을 감소시키는 효과가 있다. 비만 환자면 체중을 줄여 정상 체중을 유지해야 한다"며 "이미 담석증이 발생했지만 올바른 치료법을 선택해 치료해야 한다"라고 말한다.

한편, 한림대학교 성심병원 내분비내과의 강준구·허지혜 교수 연구팀은 최근 '담낭을 떼어낸 환자는 당뇨병 발병 위험에 더욱 주의해야 한다'는 연구 결과를 발표했다. 담낭절제술 환자가 당뇨병을 예방하려면 평소 영양분을 고르게 섭취하고 규칙적인 운동 등의 노력을 해야 한다는 점도 당부했다.

연구팀이 2010~2015년 담낭절제술을 한 5만 5,166명과 담낭절제술을 받지 않은 대조군 11만 332명을 최장 9년간 추적 관찰한 결과에 따르면, 담낭절제술 받은 사람이 받지 않은 사람보다 당뇨병 발병 위험이 20% 높다는 부작용이 관찰됐다.

비만을 동반한 담낭절제술 환자는 정상 체중이면서 담낭절제술을 받지 않은 사람보다 당뇨병 발병 위험이 최대 41%까지 높았다. 연구팀은 담낭절제술이 비만보다 더 당뇨병 발병 위험을 높이는 요인으로 분석했다.

강 교수는 "담낭의 부재는 체내 포도당 대사에 나쁜 영향을 미쳐 혈당 상승을 유발한다"며 "따라서 담낭절제술 후에는 반드시 혈당 모니터링을 지속해야 한다. 또한, 당뇨병 발병 여부 확인을 위해 정기적으로 병원 검진을 받는 게 바람직하다"라고 조언한다.

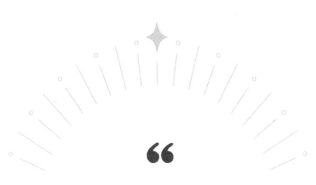

몸을 조심하라.
당신이 살아야 할
이 세상의 유일한 곳이
당신의 몸이니까.

- 짐 론 -

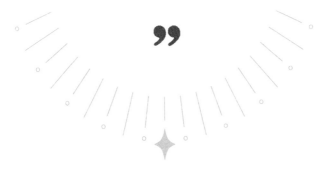

02
위축성위염 방치하면
100% 위암 된다
증상 없다고 무시하다간
큰 낭패를 보게 된다

•

| 의학 자문 인용 |

고려대학교 안암병원
금보라 고대안암병원 소화기내과 교수

서울과 경기 지역에서 프리랜서 작가로 일하는 김동현(42) 씨는 지난해 연말 건강검진에서 위내시경을 받고 '위축성위염'이라는 검사 결과가 나왔다.

김 씨는 평소 과식하는 식습관이 있지만, 꾸준히 운동하고 술과 담배도 멀리하기 때문에 위 건강만큼은 자신했다. 하지만 위염이라는 진단이 나와 다소 놀랐다.

우리나라 국민 4명 중 1명은 위축성위염을 앓고 있다. 그만큼 흔한 질환이지만, 방치하면 위암으로 이어질 수 있어 주의가 필요하다.

위염은 맵고 짠 음식을 즐겨 먹는 한국인에게 흔한 질병이다. 위축성위염은 위암으로 발전할 가능성이 크다는 소문 때문에 두려워하는 사람이 많다. 하지만 꾸준히 관찰하고 치료하면 위암을 걱정할 필요가 없다.

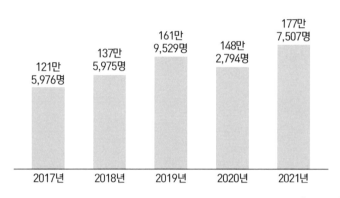

| 2017~2021 위축성위염 환자 수 |

자료: 통계청

고려대학교 안암병원에 따르면, 위축성위염은 위 점막이 위축돼 생기는 위염이다. 위염 중 가장 흔한 형태이다. 대부분 헬리코박터균에 감염돼 염증이 생기고 위 점막이 얇아지면서 위축 현상이 발생한다.

위축성위염은 위가 위축하는 현상이 넓게 진행된 경우를 말한다. 위축성위염을 방치하면 암 전 단계인 선종(양성종양)이 발생할 가능성이 높다. 이 선종을 방치하면 시간이 지나 암으로 발전한다.

위축성위염은 위암 발병 가능성을 높이는 첫 단계라고 볼 수 있다. 위염이라고 안심하지 말고 식습관 및 생활 습관을 개선해야 하는 이유다.

이 질환이 생기는 가장 대표적인 원인은 헬리코박터균 감염이다. 또한, 맵고 짠 음식을 즐겨 먹는 식습관도 위염을 일으키는 주요 원인이다.

헬리코박터 파일로리균은 위에 염증을 일으켜 위축성위염, 장상피화생, 이형성증의 다단계 전암 병변으로 진행된다. 헬리코박터에 감염된 사람은 그렇지 않은 사람에 비해 위암에 걸릴 확률이 2~3배 높다. 위축성위염, 장상피화생, 이형성증 등으로 진행되면 위암 발생 위험이 6~20배까지 증가한다.

약물과 알코올, 커피나 담배, 심리적 스트레스가 만나면 위축성위염이 발병할 수 있다. 드물게는 만성신부전이나 동맥경화증, 철분결핍성 빈혈과도 관련이 있다. 위암이나 위궤양 등 위장 수술 후에도 위축성위염이 생길 수 있다.

위축성위염은 발병 초기에는 별다른 증상이 없다. 환자들이 초기에 아무런 증상을 느끼지 못하는 이유다.

건강검진 등으로 초기에 위암이 발견된 경우 아무런 증상도 없는 환자들이 대부분이라 본인들도 놀라는 경우가 많다. 실제로 조기 위암의 증상 중 무증상이 80%를 차지할 정도로 조기 위암은 증상이 없다. 바꿔 말하자면, 일단 증상을 느낀 후에 위암 검사를 받을 때는 이미 상당히 진행된 경우가 많다는 뜻이다.

드물지만 윗배에서 불쾌감을 느끼거나 복통, 속쓰림, 소화불량 증상이 나타난다. 다만, 직접적인 연관성이 높다고 보기는 어렵다.

내시경으로 위 안에 헬리코박터균이 있는지 확인하고, 위장 위축 상태를 점검한다. 이후 헬리코박터 제균 치료가 이뤄진다.

건강검진을 통해 위축성위염을 발견하면 꾸준한 관찰과 추적이 필요하다. 또한, 노화가 원인일 수 있어 치료와 관리가 동시에 필요하다.

우선 위축성위염을 예방하려면 위에 과도한 자극을 줄여야 한다. 이를테면, 뜨거운 음식이나 알코올, 카페인, 향신료 등 위 점막에 부담을 줄 수 있는 음식을 먹지 않는 게 좋다.

평소 식사할 때 소화가 잘 되고 자극적이지 않은 음식 위주로 식단을 꾸려야 한다. 식사량은 위에 무리가 가지 않을 정도로 줄인다. 폭음과 폭식을 피하고 규칙적인 식습관을 만들려고 노력한다.

전문의 도움을 받아 정기적으로 위 상태를 확인해야 안전하다. 위축성위염이 의심되거나 발병했을 경우 1년 내지 2년에 한 번씩 위내시경 검사를 진행하면 된다.

위내시경 검사를 받는 사람은 검사를 받지 않은 사람보다 위암으로 인한 사망률이 약 50%나 감소하는 것으로 보고되고 있다. 정기적인 검진을 통한 위암의 조기 발견의 중요함을 알 수 있다.

위축성위염은 제대로 관리되지 않고 방치하게 되면 환자의 10% 가량은 위암이 생긴다. 다만, 정기적 검진을 통해 초기에 발견하고 전문의 도움을 받아 꾸준히 관리하면 지나치게 두려움을 가질 필요는 없다.

금보라 고대안암병원 소화기내과 교수는 "위축성위염은 단기간에 치료가 이뤄지지 않는다"면서도 "식습관을 개선하면 위암이 생길 위험이 크지 않다. 정기적으로 위내시경을 받는 게 중요하다"라고 말한다.

03
몸이 떨리고 호흡이
가빠지는 저체온증

최대한 보온을 유지하고
신속하게 병원으로 이동해야 한다

　저체온증은 중심체온(심부체온)이 35도 이하로 떨어진 상태를 말한다. 인체의 열 생산이 감소되거나 열 손실이 증가할 때, 두 가지가 복합적으로 발생할 때 나타난다.

　외부 온도가 급격히 낮아지면, 우리 몸은 열을 잃지 않으려고 피부에 있는 혈액이 뇌와 심장, 그 밖의 장기로 이동하게 된다. 이런 생리적 반응 때문에 외부에 노출되어 있는 신체는 동상 위험성이 높아진다.

　체온이 정상보다 낮아지면 혈액, 순환과 호흡, 신경계 기능이 느려진다. 사람의 정상 체온은 36.5도에서 37도 사이다. 특히 인체는 추위로부터 스스로를 보호할 수 있는 방어기전을 가지고 있다.

하지만 장시간 강추위에 노출되는 환경적 요인, 갑상선기능저하증, 부신기능저하증, 뇌하수체기능저하증, 저혈당증 등이 있으면 추위에 약해진다. 또한, 체온이 35도 이하로 떨어지면서 저체온증이 발생한다.

특히 겨울에 과도하게 술을 마시면 중추신경계 기능이 떨어져 몸 끝부분의 혈관이 확장돼 열 손실이 커진다. 저체온증은 온도에 따라 세 가지 형태로 구분한다. 32~35도는 경도, 28~32도는 중등도, 28도 미만은 중도이다.

외상 사고를 당해도 저체온증이 발생할 수 있다. 과다출혈에 의한 쇼크 증상이 대표적이다. 내적인 요인은 외상에 의해 뇌신경계 기능이 떨어져 열 조절을 제대로 하지 못하는 경우다.

저체온증은 체온에 따라 증상이 다른 특성을 보인다. 체온이 32~35도는 오한과 빈맥, 과호흡, 혈압 증가, 신체기능 및 판단력이 떨어진다. 또 말이 어눌해지고 비틀거리면서 걷는다.

체온이 28~32도이면 근육이 굳기 시작한다. 이로 인해 극도의 피로감과 건망증, 기억상실, 의식장애, 서맥, 부정맥 증상을 겪는다. 체온이 28도 이하로 내려가면 반사 기능이 없어지고 호흡부전, 부종, 폐출혈, 저혈압, 혼수 등이 발생한다. 제때 치료받지 못하면 사망한다.

합병증은 근육이 약해지고 천시 증상도 나빠진다. 특히 노인은 뇌졸중이나 심장마비 증상이 생길 수 있다. 어린이 역시 상대적인 체표면적이 성인보다 넓어 열 손실이 많아 저체온증에 주의가 필요하다. 저체온증 환자는 탈수가 심하고 혈액 점도가 증가해 합병증이 생길 위험이 크다.

저체온증 예방법을 알아두는 것도 효과적이다. 우선 옷이 젖으면 열을 보존할 수 없기 때문에 마른 옷으로 갈아입어야 한다. 또한, 외부에 노출되는 모든 신체 부위는 철저히 감싸준다.

발을 보호하기 위해 두꺼운 양말을 신으며, 발이 너무 조이지 않도록 여유 있는 신발을 신는다. 운동 전이나 운동 중에는 술을 마시지 않는다. 의사가 처방한 약물은 꼭 복용한다. 운동을 시작하기 전에 실내에서 충분한 준비운동으로 몸을 덥힌 후 바깥으로 나가는 게 좋다.

저체온증 환자를 발견하면 즉시 병원으로 옮긴다. 환자를 옮길 때는 젖은 옷을 벗기고 담요로 감싸준다. 심하게 흔들리지 않도록 주의한다. 환자가 의식이 있으면 따뜻한 음료와 당분을 공급한다.

04
소리 없는 시력 도둑
녹내장

안압이 낮은 경우라도
안심하면 안 된다

●

| 의학 자문 인용 |

김용찬 가톨릭대학교 인천성모병원 안과 교수
유정권 고려대학교 안암병원 안과 교수
이종연 가천대 길병원 안과 교수

당뇨병성망막증, 황반변성과 함께 3대 실명 질환으로 꼽히는 녹내장은 안압 상승으로 시신경이 눌리거나 혈액 공급 장애가 생겨 시신경에 이상이 생기는 질환이다. 뚜렷한 증상이 없어 알아차리기 어렵고, 병이 심해져 실명에 이를 때에야 시야가 흐릿해 '소리 없는 시력 도둑'이라 부른다.

국민건강보험공단의 녹내장 진료 현황을 분석한 결과, 진료 인원은 2016년 80만 8,012명에서 2021년 108만 7,675명으로 34.6%, 인구 10만 명당 진료 인원은 같은 기간 1,592명에서 2,116명으로 32.9% 각각 증가했다. 1인당 진료비는 2016년 24만 1,000원에서 37만

3,305원으로 54.8% 불어났다.

전문가들은 한목소리로 "조기에 발견해 적절히 치료하면 실명을 예방할 수 있다"며 "주기적인 유산소 운동은 녹내장 예방과 진행 속도 조절에 큰 도움이 된다. 또한, 금연을 하고 안압이 올라갈 상황은 피해야 한다"라고 강조한다.

의료계에 따르면, 안압 상승과 노화가 녹내장의 원인이다. 다만, 안압이 낮다고 모두 녹내장에 안전한 게 아니다. 정상 안압은 일반적으로 10~21㎜Hg인데 안압이 정상 범위에 있어도 시신경이 손상되곤 한다. 국내 환자의 80~90%는 안압 수치가 정상인 '정상안압녹내장'을 앓고 있다.

유정권 고려대학교 안암병원 안과 교수는 "안압이 높은 경우 시신경이 압박받아 시야 손상으로 이어진다. 또한, 안압은 정상이어도 안압의 변동 폭이 크거나, 근시로 인해 시신경이 약해졌거나, 시신경 혈액 순환이 잘 안되는 경우 혹은 유전자 이상 등으로 녹내장이 생긴다"라고 말한다.

중년 여성에게는 급성 폐쇄각녹내장이 발생한다. 두통과 구역감으로 뇌 질환으로 착각하기 쉬운데, 나이가 들면서 두꺼워진 수정체보다 눈의 용적이 작아 눈 안에 영양분을 공급하는 액체인 방수를 배출하는 전방각 내 섬유주를 막는다. 처치가 지연되면 실명으로 이어질 수 있다.

최근에는 젊은 환자도 늘고 있다. 김용찬 가톨릭대학교 인천성모병원 안과 교수는 "굴절교정술이 많이 시행되면서 안과를 찾았다가 우연히 발견된다. 젊은 환자 대다수는 근시 또는 고도 근시가 있다. 근시 없는 사람과 달리 시신경 모양이 녹내장 손상에 취약해서다"라고 설명한다.

녹내장이 발생하면 시야의 주변부부터 보이지 않게 돼 시야의 중심부로 확대된다. 증상이 장기간에 걸쳐 천천히 나타나 자각하기 어렵고 병이 진행된 뒤에야 안다. 말기 녹내장이더라도 시야만 좁아지고 시력은 1.0까지 유지된다.

계단을 헛디디거나 넘어지고, 낮은 문턱에 머리를 부딪히거나 운전 중 표지판 등이 잘 보이지 않으면 즉시 안과를 찾는 게 좋다. 조기 진단과 치료가 중요한데 진단을 위해선 검사가 필요하다. 녹내장은 종류에 따라 진행 속도가 달라, 병기에 알맞은 치료 방법을 택해야 한다.

치료를 위해서는 안압을 떨어뜨려 시신경을 보존해야 한다. 그러나 이미 손상된 시신경을 보존할 수 없고, 다만 손상의 진행을 늦춰야 한다.

이종연 가천대 길병원 안과 교수는 "급성인 경우 안압을 내리는 안약을 넣고 안압 강하제를 복용하는 등 신속히 처치해야 한다"라고 조언한다.

이 교수는 "만성인 경우 약물치료로 시작하되 조절되지 않으면 레이저 치료나 수술적 치료를 한다. 안압이 내려간 뒤 레이저로 눈 속 방수의 순환이나 배출을 돕고 안압이 조절된 뒤에도 검사로 녹내장 진행 여부를 확인한다. 치료로도 안압이 조절되지 않는다면 수술받는 게 중요하다"라고 말한다.

주기적인 운동은 예방과 진행 속도 조절에 도움이 된다. 한 연구에 따르면, 1주일에 10시간 이상 운동을 하면 3시간 이하로 운동하는 사람에 비해 녹내장 진행과 발생이 줄었다. 다만, 근육을 단련하는 무산소 운동은 안압을 높일 수 있어 조깅이나 자전거 타기 등 유산소 운동이 좋다.

유 교수는 "특별한 예방법은 없다. 주기적인 검진을 통해 조기에 발견하고 치료를 시작하는 게 현재 최선"이라며 노안이 시작되는 40세 이상, 고혈압 혹은 당뇨가 있는 경우, 고도 근시나 초고도 근시, 가족력이 있다면 정기적으로 안과에 들러 정밀검사를 받아보라고 권한다.

김 교수는 "평소에 꾸준한 검진 없이 뒤늦게 말기 판정을 받거나 평소 녹내장 질환으로 처방받은 약을 잘 지키지 않고 검진 등을 받지 않아 결국 실명한다"며 "정확한 검진 뒤 적극적으로 치료받으면 당뇨병처럼 평생 관리, 유지할 수 있다"라고 강조한다.

66

진정으로 몸을 사원처럼 대하면
수십 년 동안 몸을 잘 섬길 것이다.
남용하면 건강에 좋지 않고
에너지가 부족할 수 있다.

- 올리 힐레 -

99

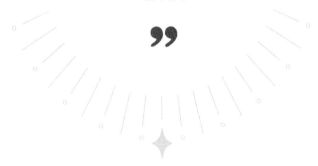

05
머리가 지끈거린다면
절반은 긴장성 두통

머리에 통증이 심하면 참지 말고
무조건 병원을 찾아야 한다

●

| 의학 자문 인용 |

고려대학교 안산병원
질병관리청

1차성 두통은
긴장성 두통, 편두통, 군발성 두통 등이다.
2차성 두통은 다른 질병이 원인이며,
통증이 거세면 진단과 치료된다.

두통은 여성 65~80%, 남성의 57~75%가 겪을 정도로 흔한 증상이다. 실제로 심각한 질병인 경우는 드물다.

질병관리청과 고려대학교 안산병원에 따르면, 두통은 크게 뇌에 특별한 질병이 없는 1차성 두통과 여러 가지 질병으로 인해 나타나는 2차성 두통으로 구분한다.

1차성 두통은 긴장성 두통과 편두통, 군발성 두통 등으로 구분할 수 있다. 2차성 두통에는 생명과 직결되는 뇌종양과 뇌출혈, 뇌압 상승, 뇌염, 뇌수막염 등이 포함돼 있다.

긴장성 두통은 가장 흔하다. 특징적인 증상은 마치 머리에 꽉 조이는 띠를 두른 것 같은 느낌을 받는다. 머리를 조이고 긴장돼 눌리는 느낌이 든다.

통증 강도는 약하며 주로 늦은 오후나 저녁에 시작해 수 분간 지속한다. 일반적으로 잠을 깰 정도로 통증이 심하지는 않다. 나쁜 자세와 목 척추병, 머리와 목 근육 긴장, 근육 속 혈관 수축, 스트레스, 불안, 우울증 등이 원인으로 추정된다.

긴장성 두통은 이마나 턱, 머리, 목 근육이 단단해져 있는지 직접 만져보면 진단에 도움이 된다. 증상에 따라 혈압과 시력검사, 두개골 X선 촬영 등을 진행한다. 확실한 치료법이 없지만 약국에서 쉽게 구할 수 있는 아스피린 등 진통제로 통증을 조절할 수 있다.

스트레스와 불안, 초조, 우울감, 예민함이 긴장성 두통과 관련돼 있으므로 항우울제, 항불안제 등의 약물이 필요한 경우도 있다. 마사지와 스파, 건강한 식사, 휴식, 기분 전환, 적절한 운동도 통증 완화에 도움이 된다.

편두통은 정확한 원인이 아직 밝혀지지 않았다. 뇌혈관이 좁아졌다 확장하면서 주변 조직을 눌러서 두통이 생긴다는 이론과 뇌 신경 전달물질인 세로토닌 대사에 이상이 생겨 두통이 생긴다는 두 가지 이론이 존재한다.

편두통 환자는 남성보다 여성이 더 많다. 가족 중 편두통을 겪는 사람이 있다면 그렇지 않은 경우보다 두통을 겪을 확률이 높다.

편두통은 주로 사춘기에서 40세 사이에 처음 증상이 생기고, 강도와 횟수는 나이가 들수록 감소한다. 폐경 후 편두통이 좋아지는 경우가 꽤 많다. 이런 특징 때문에 여성 호르몬인 에스트로겐이 편두통에 영향을 미치는 것으로 추측하고 있다.

편두통 치료 원칙은 크게 두 가지다. 편두통이 생기지 않도록 예방하고, 전조증상이 생겼다면 빨리 통증이 호전되도록 치료한다. 약물 치료를 통해 편두통 횟수와 강도를 조절할 수 있으며, 전구기나 전조기까지만 겪고 두통이 오지 않도록 예방할 수 있다.

편두통을 유발할 수 있는 상황을 피하는 것도 중요하다. 이를테면, 자극적인 빛, 소리, 냄새를 피하거나 알코올, 초콜릿, 방부제가 들어간 음식을 먹지 않는다.

군발성 두통은 한쪽 눈과 그 주변을 꿰뚫는 듯한 통증이 발생한다. 1차성 두통 중 증상이 가장 심한 편이다. 증상은 몇 주나 몇 개월 동안 하루에 1~3회 정도 생긴다.

통증은 머리와 눈을 도려내는 듯한 느낌이지만, 특별한 장애를 남기지는 않는다. 다만, 눈 주변에 아주 심한 통증과 시야장애가 있으면 녹내장 가능성이 있으므로 안과 진료를 받아야 한다.

주로 청소년기나 20대 초반에 증상이 나타난다. 흡연과 음주는 군발성 두통을 일으키는 나쁜 생활 습관이다. 발병 원인은 모르지만, 뇌에서 조절하는 생활 리듬 이상, 뇌혈관 장애, 뇌 신경전달물질인

세로토닌, 히스타민과 관련된 것으로 추정된다.

남성, 30세 이상, 과도한 음주, 혈관확장제(니트로글리세린) 복용, 예전에 머리를 다쳤거나 수술을 받은 경우 군발성 두통이 잘 생긴다. 증상이 주로 밤에 나타나는 만큼 산소마스크로 15분간 산소를 흡입하면 두통을 줄이는 데 도움이 된다.

진통 작용과 함께 염증을 줄이는 인도메타신은 군발성 두통에 매우 효과적이다. 에르고타민은 군발성 두통의 증상을 예방하고 통증을 줄이는 데 효과가 있다. 항히스타민제, 스테로이드, 리튬 또는 칼슘 채널 차단제 등도 복용한다. 하지만 만성일 경우 약물 치료가 어렵다.

| 직장인 두통 빈도 현황 |

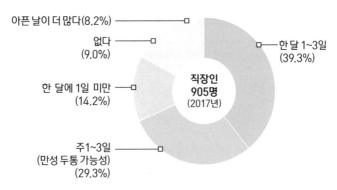

출처: 대한두통학회, 잡코리아 공동 설문

병원을 방문하는 두통 환자의 절반이 긴장성 두통이다. 10명 중 1명만이 편두통으로 보고되고 있다.

즉시 병원 진찰이 필요한 경우는 태어나서 지금까지 느껴보지 못한 가장 심한 두통과 50세 이후에 시작된 두통, 열이 나거나 목이 뻣뻣하며, 피부에 발진이 나는 경우, 에이즈 바이러스에 감염된 환자나 암 환자, 팔과 다리가 저리거나 사물이 이상하게 보일 때다.

또한, 머리를 다친 뒤 발생한 두통, 5분 이내에 통증이 갑작스럽게 최고로 심해지는 두통, 심한 운동이나 기침, 갑작스럽게 움직이고 난 뒤 계속되는 두통이 생겨도 즉시 병원을 찾아야 한다.

06

감기인 줄 알았는데
폐렴이라니

사람들은 잘 모르지만
폐렴은 국내 사망 원인 3위의 질병이다

●

| 의학 자문 인용 |

권병수 분당서울대학교병원 호흡기내과 교수

암이나 심뇌혈관 질환처럼 위험성이 잘 알려지지는 않았지만 면역력이 약한 이들에게 충분히 무서운 호흡기 질환이 있다. 코로나 19를 떠올릴 수 있으나 이보다 더 오랫동안 면역 취약층을 노려온 게 바로 '폐렴'이다.

통계청의 '2021년 사망원인 통계'에 따르면, 2만 2,821명이 폐렴으로 인해 사망한 것으로 나타났다. 인구 10만 명당 사망자 수는 44.4명에 달하는데, 암(161.1명), 심장질환(61.5명)에 이어 3위로, 뇌혈관 질환(44명)보다 많다. 2011년 인구 10만 명당 17.2명, 사망 원인 6위 질환이었던 게 꾸준히 증가했다.

권병수 분당서울대학교병원 호흡기내과 교수는 "폐렴은 모든 연령에서 발생하며 특히 소아와 65세 이상 노인에게서는 심각한 상태를 초래하는 경우도 많아 예방과 관리가 상당히 중요하다"라고 강조한다.

| 폐렴 자가 진단법 |

폐렴이 있을 때 나타날 수 있는 증상

- ☑ 열,오한(춥거나 떨림),두통,몸살
- ☑ 호흡곤란, 숨참(특히 안정 시 호흡곤란)
- ☑ 기침이 심해짐
- ☑ 가래가 누렇거나 양이 증가
- ☑ 호흡 수 증가: 1분에 25회 이상
- ☑ 맥박 수 증가: 1분에 110회 이상
- ☑ 숨쉴 때 가슴 아픔(흉통)
- ☑ 힘이 없음(무력감)
- ☑ 손톱, 발톱, 입술이 푸르스름 해짐(청색증)
- ☑ 숨쉴 때 휘파람이나 피리 소리처럼 쌕쌕거리는 소리
- ☑ 정신이 맑지 않음, 혼동, 의식 혼탁, 혼수
- ☑ 자다가 숨이 차서 깸

한편, 매년 11월 12일은 폐렴의 위험성에 대한 이해와 경각심을 높이고, 폐렴의 예방과 치료를 촉진할 목적으로 아동폐렴글로벌연합(TGCCP)이 2009년에 제정한 '세계 폐렴의 날(World Pneumonia Day)'이다.

폐 속에는 약 3억~5억 개의 작은 공기주머니(허파꽈리)가 포도송

이처럼 붙어 있다. 폐렴은 이 공기주머니에 염증이 생긴 상태를 말한다.

우리가 숨을 들이마실 때마다 공기주머니는 부풀어 오른다. 그런데 폐렴에 걸리면 이 주머니에 고름과 체액이 차 숨을 쉬는 게 고통스러울 뿐만 아니라 산소 흡입도 힘들어진다.

일반적으로 '폐렴구균'이라는 세균 감염이 폐렴의 가장 큰 원인이다. 전체 세균성 폐렴의 40% 이상이 폐렴구균 때문에 발생하는 것으로 알려졌고, 특히 겨울철에 발생 비율이 높다.

폐렴에 걸리면 폐의 정상적 방어기능이 떨어지면서 발열, 기침, 가래 등이 나타난다. 가래는 끈적한 채 노란색을 띠는 경우가 많고, 심하면 피가 묻어 나온다.

권 교수는 "폐를 둘러싸고 있는 흉막까지 염증이 생기면 숨을 쉴 때 가슴 통증이 느껴지고 구역, 구토 등 소화기 증상이나 두통, 피로감도 나타난다"라고 설명한다.

폐렴의 증상 초기엔 감기 증상과 비슷해 자칫 단순 감기로 오인하기 쉽다. 하지만 감기보다는 열이 더 많이 나고 오한이 반복적이며, 오래가는 경우가 많다.

권 교수는 "단순 감기로 오인해 놓치게 되면 호흡곤란과 사망에까지 이른다"며 "기저질환이 있다면 폐렴이 빠르게 진행되고 장기간 치료가 필요할 수 있다"라고 병원을 방문할 것을 강조한다.

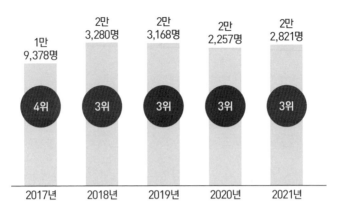

| 2017~2021 폐렴 사망자 수 |

자료: 통계청

건강한 성인은 항생제를 투여받으면 증상이 호전되는데, 고령층 등 면역이 약한 사람은 폐렴이 쉽게 낫지 않는다. 다른 합병증을 겪기도 하고 더 심할 경우는 패혈증이나 쇼크가 오기도 한다.

폐렴을 예방하는 방법은 폐렴구균과 인플루엔자(계절독감) 백신 접종이다. 특히 손 씻기를 비롯한 충분한 휴식과 적절한 영양상태 유지, 개인위생 관리 등은 기본이다.

권 교수는 "폐렴균은 입을 통해 들어가므로 구강위생을 청결히 하는 게 중요하다"며 "기저질환이 있다면 폐렴 위험이 커 예방접종이 필수적"이라고 조언한다.

폐렴구균 예방접종을 받은 적 없는 65세 이상 고령층은 전국 보건소와 정부 지정 의료기관에서 폐렴구균 예방 백신접종을 무료로 받을 수 있다.

독감이 심해지면 폐렴에 걸릴 수 있어 독감백신 접종이 폐렴을 막는 데 도움이 된다. 독감 국가 예방접종 대상자는 생후 만 6개월~13세 이하 어린이, 임신부, 만 65세 이상 고령층이다.

권 교수는 "폐렴은 공기 중 전염성을 가지고 있는 질환이다. 평소 식습관, 운동, 규칙적인 생활을 통해 충분히 영양을 공급하고 면역력 증진에도 힘써야 한다"라고 당부한다.

07
눈 감고 날파리가
보인다면 쉬어라

원인도 없고 치료 방법도 없어서
더 답답한 증상이다

●

| 의학 자문 인용 |

최문정 김안과병원 망막병원 전문의

"비문증은 적위 노디운 노희원로오로
가 수수 치료가 필요 없다.
시야 감소…망막마리 등 담마 질환의
진조증 잦아 가능성이 그다."

컴퓨터를 이용한 업무처리나 출퇴근 시 쳐다보는 스마트폰은 현대인들의 일상이 된 지 오래다. 퇴근 후에도 쉬면서 TV를 보는 등 온종일 전자기기와 함께 하니 눈에 피로가 쉽게 쌓인다.

가끔은 눈을 감고 눈앞에 무엇이 보이는지 알아보는 것도 필요하다. 날파리나 애벌레 모양의 이물질이 보인다면 "일단 휴식을 취하는 게 좋다"는 게 전문가 조언이다. 특히 "갑자기 날파리가 보인다"며 당황한 기색으로 안과를 찾는 이들도 많다.

최문정 김안과병원 망막병원 전문의는 "시야 일부가 가려진다면 비문증을 의심해봐야 한다"라고 말한다.

눈에는 수정체와 망막 사이를 투명한 젤과 같은 유리체라는 물질이 채워져 있다. 나이가 들면서 젤 성분이 물로 변하게 되는 유리체 액화가 진행하면 투명한 유리체 안에 혼탁이 생기게 된다.

이 혼탁은 밝은 곳에서 그림자를 생기게 해, 마치 모기나 날파리가 날아다니는 것처럼 보이게 돼 이를 비문증 또는 날파리증이라고 부른다. 비문증과 비슷한 증상으로 눈앞에 불이 번쩍하는 것과 유사한 '광시증'이 있다.

비문증은 특별한 원인 없이 자연발생적으로 나이가 들면서 생긴다. 40대 이상 중·장년층에서 발생한다.

그러나 젊다고 안심할 수 없다. 최근에는 20~30대에서도 나타나고 있다. 근시가 심하거나 안내 수술(눈 안쪽의 수술), 눈 속 염증이 있는 경우에도 취약하다.

비문증의 증상과 형태는 다양하다. 곤충 모양, 점 모양, 동그란 모양, 아지랑이 모양, 실오라기 같은 줄 모양 등이 보이며 수시로 변할 수 있다. 눈을 감아도 보이고, 보고자 하는 방향에 따라다니는데, 맑은 하늘이나 하얀 벽, 또는 하얀 종이를 배경으로 하면 더 뚜렷하게 보인다.

평일에는 업무를 하느라 컴퓨터 화면을 보고 스마트폰, TV 화면 등을 온종일 보니 눈에 피로가 쉽게 쌓여 안구 노화가 빨리 찾아온다. 이는 젊은 사람에게도 비문증이 발생하는 이유가 된다.

비문증은 치료 방법이 없다. 김안과병원에 따르면, 비문증 자체는 특별히 눈에 해롭지 않고 1~2년 정도 지나면 많이 적응돼 적극적으로 치료할 필요도 없다. 그러나 일시적인 증상일 수도 있지만, 심각한 안 질환의 전조증상일 가능성도 있다.

갑자기 며칠 새 떠다니는 것들이 많이 늘거나 시야의 일부가 검게 가려져 보이는 증상이 나타나거나 한쪽 눈의 시력이 많이 떨어지고 몇 시간이 지나도 호전되지 않는 경우 즉시 안과를 찾아 정밀검진을 받아야 한다.

이러한 증상은 망막에 구멍이 생긴 망막열공이나 안구 내벽에 붙어 있어야 하는 망막의 일부 혹은 전체가 떠 있는 망막박리 등 심각한 안 질환으로 이어질 수 있기 때문이다. 자칫 실명의 위험도 있어 빠른 치료가 필요하다.

더욱이 망막박리는 망막에서 가장 중요한 부위인 '중심와 부위(시력에 가장 중요한 신경들이 밀집해 모여있는 부분)'까지 침범한 경우 성공적으로 수술이 이뤄져도 시력이 제대로 회복되지 않는 경우가 있다.

김안과병원은 "안저검사를 한 뒤 망막열공이나 망막박리에 이르지 않은 비문증은 치료하지 않아도 되지만, 망막열공이 발견되면 레이저치료가 필요하고 망막박리가 진행된 경우 수술적 치료가 필요하다"라고 조언한다.

또한, 병원은 "비문증이 있는 사람은 그 물체에 자꾸 신경을 집중시키는 습관이 생기는데, 신경을 집중시키고 걱정하는 행위는 증상을 해결하는 데 아무런 도움도 안 되고 시간적으로나 정신적으로도 손해"라고 강조한다.

이어 "가장 좋은 해결 방법은 안과의사의 검진을 통해 단순한 비문증이라는 것을 확인한 후 그 물체를 무시하고 잊어버려야 한다. 떠다니는 물체가 숫자나 크기에 있어 여러 달 동안 변화가 없다면 이 자체로는 수술하지 않는 게 원칙"이라고 부연한다.

최 전문의는 "비문증은 그 자체로 문제가 되기보다는 심각한 안질환으로 이어질 가능성이 있다는 점에서 유의해야 한다"며 "만 40세부터는 특별한 이상이 없어도 1년에 최소한 한 번은 안과 정밀검진을 받고 비문증 같은 이상 증세가 나타나면 즉시 진료받아야 한다"라고 조언한다.

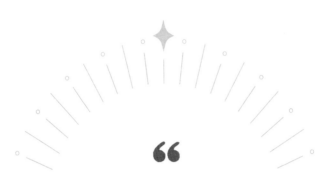

건강이 있는 곳에
자유가 있다.
건강은 모든 자유 중에서도
가장 으뜸이다.

- 토마스 플러 -

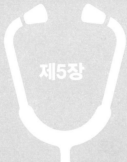

제5장

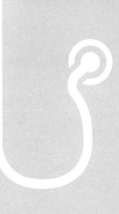

**주의해야
할
여성 질환**

01
우리 엄마
골다공증 막으려면?

기침하다가도
뼈에 금이 갈 수 있다

●

| 의학 자문 인용 |

서울아산병원

●

"뼈 손실이 빨라지는 골다공증은
제산 운동 부족, 약물 등이 원인이다.
짠 음식과 가공식품을 멀리하고
유선소견이 예 장을 해야 한다."

골다공증은 뼈의 양이 감소해 얇아지고 약해져 잘 부러지는 질환을 말한다. 사춘기에는 성인 골량의 90%가 형성되고, 35세부터 골량이 서서히 감소한다.

여성의 경우 50세 전후에 폐경되면서 매우 빠른 속도로 골량이 줄어든다. 폐경 후 3~5년 동안은 골밀도의 소실이 가장 빠르게 일어나는 시기다.

서울아산병원에 따르면, 골다공증이 생기는 원인은 다양하다. 우선 칼슘의 흡수 장애를 원인으로 볼 수 있다. 위를 잘라내는 수술이나 장에 생기는 만성적인 염증성 질환, 쿠싱병, 신경성 식욕 저하증 등으로 칼슘을 적게 먹거나 먹더라도 흡수가 제대로 되지 않을 경우 골다공증이 발병할 수 있다.

비타민D 결핍도 골다공증을 부른다. 비타민D는 장에서 칼슘 섭취를 증가시키고, 신장에서 칼슘 배출을 감소시켜 체내 칼슘을 보존하는 작용을 한다.

뼈 분해를 막아서 골다공증을 예방하는 효과가 있다. 나이가 들면 피부와 간, 신장에서 만들어지는 활성 비타민D가 급격하게 감소한다. 이는 비타민D 섭취와 일광 노출이 충분하지 않은 경우에도 부족해진다.

폐경도 골다공증을 일으키는 주요 요인이다. 폐경으로 성호르몬인 에스트로겐이 감소하면 골다공증이 생길 수 있다.

약물도 골다공증을 일으킨다. 이를테면, 항응고제(헤파린)와 항경련제, 갑상선호르몬, 부신피질호르몬, 이뇨제 등의 치료제는 골다공증을 일으킬 수 있다.

운동 부족도 마찬가지다. 어릴 때부터 활발히 뛰어노는 아이들이 나중에 골밀도가 높다. 체중을 싣는 운동과 점프, 깡충뛰기 등이 뼈 건강에 도움이 된다.

가족력도 생각해야 한다. 어머니나 자매가 골다공증이 있으면 그렇지 않은 사람에 비해 해당 질환이 발병할 확률이 높다.

과다한 음주 역시 뼈 형성을 줄이며 칼슘 흡수도 떨어뜨린다. 원인이 확실하지 않지만, 우울증을 앓는 여성은 뼈의 손실 속도가 빨라진다.

골다공증은 초기에 별다른 증상이 없다. 척추뼈가 약해져서 키가 줄어드는 것도 특징이다. 증상이 심한 경우 척추가 체중을 지탱하지 못해 외상이 없더라도 척추 앞부분이 일그러지게 된다.

골절 위험도 높아진다. 중증 환자는 허리를 구부리거나 기침을 하는 등 일상생활에서 뼈가 쉽게 부러진다.

50~70세 여성의 골절은 주로 손목에서 먼저 발생하는 경우가 많다. 70대 환자는 고관절 및 척추 골절이 흔하게 발생한다.

병원에서 진단은 골밀도 검사로 확인하는 티 수치(T-scores)로 판단한다. 수치가 -1 이상이면 정상이다. -1~-2.5 사이면 골감소증으로 분류한다. 수치가 -2.5 이하일 경우 골다공증으로 진단한다. 엑스레이(X-ray) 검사를 진행해 골다공증으로 인한 압박 골절 등이 있는지 알 수 있다.

골다공증 치료법은 골량을 유지하는 것이다. 비타민D 합성을 위해 규칙적으로 운동하고 자주 일광욕을 해야 한다. 식사할 때 뼈를 튼튼히 하는 칼슘이 풍부하도록 신경 써야 한다.

음식을 짜게 먹으면 나트륨이 소변으로 빠져나갈 때 칼슘도 함께 배출되기 때문에 저염으로 식사한다. 술과 담배, 카페인, 인스턴트 식품, 패스트푸드, 탄산음료, 흰 설탕 등 가공식품을 멀리한다.

| 골다공증에 좋은 7가지 대표 음식 |

구분	효능
우유	식품 중 가장 많은 칼슘 함유량을 자랑하며, 뼈의 파괴를 억제하는 효과가 있어 골다공증 예방 필수 식품이다.
녹황색채소 (시금치, 근대 등)	엽록소가 풍부하고 칼슘이 많아, 생으로 먹거나 데쳐 먹어도 뼈를 튼튼하게 한다.
멸치	다른 생선에 비해 칼슘이 10배 이상이며 뼈 사이사이를 튼튼하게 만들어 골다공증을 예방한다.
미역 등 해조류	우유보다 더 많은 칼슘이 들어 있으며, 요오드, 비타민A 등 영양소가 많아 뼈 성장에 큰 도움을 준다.
등푸른생선 (고등어, 삼치 등)	오메가3지방산은 퇴행성 관절염을, 비타민D는 칼슘을 흡수시켜 골다공증과 골연화를 예방한다.
두부	이소플라본이 들어 있어 칼슘의 흡수를 촉진시켜 뼈 손상을 방지하고 뼈를 튼튼하게 한다.
목이버섯	칼슘의 왕 멸치와 잘 어울리며, 비타민D가 칼슘 흡수를 도와 칼슘 흡수율을 높인다.

약물 치료제는 칼슘 제제와 비타민 D, 칼시토닌, 에스트로겐, 골 흡수억제제(비스포스포네이트), 불화나트륨(NaF), 부갑상선호르몬, 스트론튬으로 나뉜다.

그중 비타민D는 장관에서 칼슘 섭취를 증가시키고, 골 흡수와 골 소실을 감소시킨다.

칼시토닌은 골다공증에 사용하면 통증이 감소하는 효과가 있다. 에스트로겐은 폐경기 여성의 급격한 골 소실을 막는다. 다만, 장기간 복용할 경우 유방암과 정맥혈전증 등이 발생할 가능성이 있다. 부갑상선호르몬은 골량을 증가시킨다.

가장 흔한 합병증은 골절이다. 주로 척추와 고관절 뼈가 부러진다. 넘어질 때 땅에 팔을 짚으면서 손목의 뼈가 부러지는 경우가 많다.

주의사항은 과도한 음주를 삼가고, 담배를 끊어야 한다. 적절한 유산소 운동과 스트레칭, 제자리에서 뛰기 등의 운동을 하면서 골량을 유지한다. 짠 음식을 피해 염분과 함께 칼슘이 소실되는 것을 방지한다.

일주일에 두 번은 15분가량 햇볕을 쬐어 뼈에 필요한 비타민D를 충분히 합성시켜야 한다. 카페인을 과다 섭취하면 소변과 대변으로 칼슘이 많이 배설된다. 단백질 음식을 적당하게 섭취하는 것은 칼슘 흡수에 도움이 된다.

02

중년여성의 말 못 할 고민 '자궁탈출증'

케겔 운동으로 재발을 방지할 수 있다

●

| 의학 자문 인용 |

서울아산병원

60대 중반 근로자인 박현주 씨는 자궁탈출증으로 한동안 큰 불편을 겪었다. 어느 순간부터 자궁이 빠지는 것을 느끼면서 아래가 묵직하고 소변을 볼 때도 매번 불편했다.

변비 또는 설사 증상도 나타났다. 일이 바쁘다 보니 제때 치료하지 않자 불편한 증상이 더 심해졌다.

질병 특성상 주변 사람에게 묻기도 어려웠다. 박 씨는 고민 끝에 대학병원 산부인과를 찾았고, 자궁탈출증이라는 진단을 받았다.

주치의는 수술을 권유했다. 박 씨는 수술을 받았고, 5일 동안 입원한 뒤 퇴원했다. 지금은 1년에 한 차례 검사를 받고 있지만, 가끔은 치료를 망설인 것을 후회하고 있다.

박 씨는 "자궁탈출증은 질병이 생기는 부위의 특성 때문에 함부로 말하기 어려운 측면이 있다"며 "정기적으로 산부인과를 방문해 검사와 진단을 받는 게 중요하다는 것을 깨달았다"라고 말한다.

서울아산병원에 따르면, 자궁탈출증은 자궁이 정상 위치에서 아래쪽이나 위쪽으로 이동하면서 자궁 일부 또는 전체가 질을 통해 빠져나오는 질환이다.

가장 흔하게 느껴지는 증상은 질 밖으로 어떤 물질이 돌출되어 나오는 것 같은 압박감이다. 누워 있을 때는 이러한 증상이 누그러지고, 장시간 서 있는 경우에는 증상이 더 나빠진다.

자궁은 골반 안에 있다. 이런 특성을 고려하면 자궁이 질 밖으로 빠져나오는 것이라기보다는 자궁이 질을 밀어내 뒤집힌 게 더 정확한 설명이다.

자궁탈출증은 자궁을 지지하는 인대 접착부인 질 윗부분이 느슨해져 발병하는 것이다. 골반 내 지지 구조물이 약해져 자궁은 물론 직장, 소장, 방광 등이 질벽을 통해 탈출할 수 있다.

나이가 들거나 뚱뚱한 여성, 출산을 많이 한 여성, 난산 경험이 있거나 골반 근육이 약한 여성, 천식을 포함해 기침을 자꾸 하는 경우, 만성변비 환자에게 발생하기 쉽다. 나이 많은 여성 환자가 많은 이유다.

무거운 물건을 자주 들거나, 쪼그려 앉아서 오래 일을 하는 행동도 자궁탈출증을 일으킨다. 무엇보다 가족력도 눈여겨봐야 한다.

환자는 자궁이 빠진 것을 느끼는 것 외에 별다른 증상을 겪지 않을 수 있다. 아래가 묵직한 느낌, 압박감 등을 느끼면 소변을 볼 때마다 불편하다. 또한, 요실금과 요로가 좁아지거나 막혀서 소변이 나오지 않는 요폐색, 하루 8번 이상 소변을 보는 빈뇨 등도 발병 원인이다.

자궁탈출증 환자는 변비나 설사 증상도 겪는다. 보통 누워 있는 자세에서 증상이 완화하고, 오후 시간에 오랫동안 서 있으면 증상이 나빠지는 특성을 보인다.

진찰은 산부인과 전문의가 탈출된 자궁을 확인하는 방식으로 이뤄진다. 요실금을 동반한 경우라면 해당 검사를 함께 받을 수 있다. 치료는 환자 스스로 불편하지 않으면 서두를 필요가 없다. 하지만 일상생활에서 많은 불편을 겪으면 치료를 고려해야 한다.

비수술적 치료로는 골반저근 강화 운동(케겔 운동)과 같은 물리요법과 페서리(pessary) 삽입이 있다. 페서리는 질 안에 넣어 자궁이 밖으로 나오지 않도록 막거나 질을 지지하는 기구다.

수술적 치료는 질을 통해 자궁을 들어내고, 질벽의 앞과 뒤를 좁히는 외과적 수술이다. 성생활을 하지 않는 고령의 여성은 질 폐쇄술을 받는 사례가 있다. 메쉬라는 합성 소재 그물을 이용한 수술도 이뤄지고 있다.

자궁 탈출 시 질벽과 자궁 경부가 질 입구 밖으로 노출돼 비위생적인 환경에 노출될 수 있어 주의가 필요하다. 이를 방치하면 감염 사고가 발생한다.

자궁이나 질 탈출은 진행하는 병이고 수술을 받아도 재발할 수 있는 병이다. 최대한으로 아래로 힘이 가해지는 행동을 하지 않아야 한다. 특히 케겔 운동을 하면 수술 후 재발을 지연할 수 있다.

케겔 운동은 골반 들기와 항문 괄약근 조이기를 합한 운동으로 보면 된다. 바닥에 누워서 두 무릎을 세우고 어깨너비로 벌린다. 이후 항문 괄약근을 조인 상태로 골반을 들어 올린다. 10초씩 3~5번 반복하면 효과를 볼 수 있다.

| 케겔 운동법 |

- ☑ 다리는 골반 너비만큼 벌리고 양손은 골반 위에 댄다.
- ☑ 숨을 들이마시고 멈춘 뒤, 질 주위를 10초 동안 수축한다.
- ☑ 숨을 천천히 내쉬면서 10~15초 동안 이완한다.
- ☑ 하루에 수축과 이완을 20~30회 실시한다.
- ☑ 다리를 모으고 손을 내려놓은 상태에서 휴식을 취한다.

세상에서
가장 어리석은 일은
어떤 이익을 위해
건강을 희생하는 것이다.

- 스펜서 -

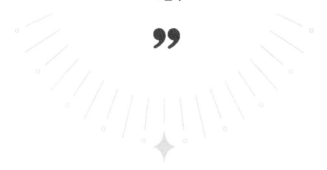

03
임신부, 아세트아미노펜
과다 복용 주의

과다 복용 시
태아 자폐나 ADHD 위험이 있다

•

| 의학 자문 인용 |

살레나 자노티 클리블랜드클리닉 산부인과 교수

임신 중 타이레놀 등 아세트아미노펜 성분의 약물 복용은 괜찮을까? 아세트아미노펜은 임신 중 복용해도 안전한 해열·진통제로 알려졌으나, 과다 복용 시 태아의 자폐 또는 주의력결핍 과잉행동장애(ADHD) 위험도를 높인다는 연구 결과들이 있다.

미국 클리블랜드클리닉은 홈페이지를 통해 임신 중 아세트아미노펜을 너무 자주 복용하면 태아가 자폐증이나 ADHD에 걸릴 위험성이 커질 수 있어 임신 중 진통제 복용 빈도를 제한할 필요가 있다고 안내하고 있다.

이 같은 주장은 13만 2,738쌍의 어머니와 자녀를 대상으로 한 7건

연구의 메타분석을 수행한 결과다. 이스라엘 예루살렘대학교 연구팀이 연구한 이 논문은 지난 2018년 4월 미국역학저널(American Journal of Epidemiology)에 게재됐다.

3년에서 11년간 관찰 결과, 임신 중 아세트아미노펜에 장기간 노출됐던 태아는 자폐증 위험도가 20%, ADHD 위험도는 약 30% 더 높았던 것으로 나타났다. 다만, 임신 중 8일 미만 소량의 아세트아미노펜을 복용한 경우는 어떠한 위험성도 커지지 않았다.

2021년 9월 국제학술지 네이처리뷰내분비학(Nature Reviews Endocrinology)의 미국과 유럽 일부 전문가들은 성명을 통해 임신 중 아세트아미노펜 계열 해열진통제 복용 주의를 당부했다. 임신 중 아세트아미노펜에 노출된 태아는 신경발달장애, 생식기 및 비뇨기질환 등 위험도가 높아질 가능성이 있다는 것이다.

반박 의견도 있다. 유럽 기형아정보서비스 네트워크(ENTIS)는 해당 발표에 대해 근거가 없다고 주장한다. 임신 중 아세트아미노펜 복용이 태아의 자폐증 및 ADHD 발달 등 발달장애를 일으킬 수 있다는 주장은 근거가 약하고 결함이 있다는 설명이다. 또 아세트아미노펜은 임신부가 1순위로 선택할 수 있는 진통해열제라고 강조한다. 다만, 다른 모든 약물과 마찬가지로 가장 낮은 용량으로 최단기간 사용할 것을 권장한다.

살레나 자노티 클리블랜드클리닉 산부인과 교수는 "아세트아미노펜은 여전히 임신 중 발열과 통증 증상에 복용하기 가장 안전한 약물이다. 임신 중 아세트아미노펜을 복용하는 것보다 열이 있는 채로 치료하지 않는 것이 더 위험하다"며 "열이 나거나 임신 중 통증이 일상생활에 지장을 준다면 가끔 아세트아미노펜을 복용하는 것이 좋다"라고 말한다.

임신부가 매일 또는 장기간 아세트아미노펜을 복용하지 않을 경우에는 별문제가 없을 것이라는 설명이다. 다만, 자노티 교수는 임신 중 통증 완화가 필요한 경우 담당 의사와 치료 옵션에 대해 상의할 것을 권한다. 일부 임신부의 경우 안전을 위해 제한된 양의 아세트아미노펜을 복용해야 할 수 있다는 이유에서다.

한편, 아세트아미노펜은 코로나19 백신 접종 후 또는 재택 치료 중 발열 시 복용하도록 권장하는 약이다. 앞서 방역 당국은 코로나19 백신 접종 후 발열 시 아세트아미노펜 단일 제제를 구입 및 복용할 것을 권고했다.

코로나19 확진 일반 관리군도 재택 치료 중 증상 완화를 위해 아세트아미노펜 약물이나 종합감기약 등의 약물 복용이 가능하다. 약복용 후에도 발열이 계속되거나 기침이 심해지는 등 증상이 계속될 경우 의료기관에서 진료를 받아야 한다.

04
치료가 어려운
'삼중음성 유방암'
공격적인 암이라
생존율이 낮다

•

| 의학 자문 인용 |

김성원 대림성모병원 원장
이경훈 서울대학교병원 혈액종양내과 교수

유방암은 국내외 여성에게 흔히 발생하는 질환으로 꼽힌다. 2020년 국가암등록통계에 따르면, 국내 신규 여성 유방암 환자 수는 2만 4,806명으로 여성 암 중 21.1%를 차지해 발생률 1위를 기록했다. 국내 전체 환자 수가 27만 9,965명에 달한다.

유방암은 에스트로겐 수용체(ER), 프로게스테론 수용체(PR), 사람 표피성장인자 수용체2(HER2) 유무에 따라 유형이 구분된다. 삼중음성 유방암은 이 세 가지 수용체가 모두 없는, 정확히는 3가지 단백질을 모두 발현하지 않는 유방암으로, 전체 유방암의 15~20%를 차지한다.

유방암 여성환자 1/3
"가족들에게 섭섭함을 느꼈다"

"유방암 치료를 받으면서
가족의 심리적·물리적 지원이 충분하지 않았고,
이로 인해 섭섭한 감정을 느꼈다."
(33.4%)

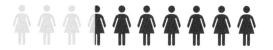

투병 중 가장 힘든 것은?

※ 2017년 9~10월 병원 및 분당서울대병원 환자, 한국유방암환우총연합회회원으로 구성된
유방암 환자 358명 조사 결과

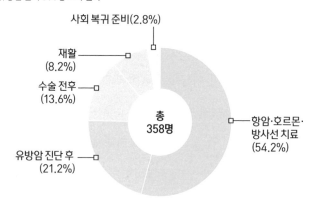

사회 복귀 준비(2.8%)
재활 (8.2%)
수술 전후 (13.6%)
유방암 진단 후 (21.2%)
총 358명
항암·호르몬· 방사선 치료 (54.2%)

자료: 김성원 대림성모병원 원장

특히 폐경 전인 50세 미만 여성에게 나타날 확률이 높다. 더욱이 진행 속도가 빠르며 전이와 재발 위험은 크다고 알려졌다. 한창 가정과 사회에서 할 일이 많은 여성 환자는 삼중음성 유방암 발병 소

식을 접하고 크게 걱정하고 낙심할 수밖에 없다.

매년 3월 3일은 미국의 삼중음성 유방암 재단이 지정한 '삼중음성 유방암의 날(TNBC Day)'이다.

이경훈 서울대학교병원 혈액종양내과 교수는 "최근 치료제가 급속히 발전하고 있다. 어려운 질병을 만났더라도 희망을 가지고 최선의 치료를 찾는 게 중요하고, 결국 좋은 결과에 이를 수 있다"고 강조한다.

국내 유방암 환자가 27만 9,965명이니 어림잡으면 4만 2,000~5만 5,000명 정도의 삼중음성 유방암 환자가 있을 것으로 추산된다. 연구 결과에 따르면, 이들 중 50세 미만 환자는 36.6%로 타 유형(24.4%)에 비해 젊은 환자군의 비율이 높다.

환자들은 높은 전이 및 재발 우려, 3가지 수용체에 음성반응, 이로 인한 호르몬치료나 표적 치료 외 마땅한 치료법 부재 등으로 '삼중고'를 겪어 왔다. 삼중음성 유방암은 공격적인 성향의 암이라 타 유형의 유방암 대비 생존율도 낮다. 멀리 떨어진 장기까지 전이되면 5년 상대 생존율은 12%에 불과하다.

가장 큰 문제는 치료법의 부족이다. 유방암에는 특정 호르몬 수용체에 대한 '호르몬 치료제' 또는 HER2를 표적하는 치료법인 '표적항암제'를 주로 사용한다. 하지만 삼중음성 유방암은 세포독성 항암제를 사용해야만 했다.

이 교수는 "세포독성 항암제는 탈모, 메스꺼움, 구토, 호중구 감소 발열 등 부작용이 심하고 환자의 삶의 질을 떨어뜨린다"며 "40~50대 여성은 사회적으로 중심에 있고 가정에서도 부모, 자녀를 활발히 돌봐야 하는데, 투병도 힘들고 가정이나 사회에서도 어려움이 뒤따른다"라고 안타까워한다.

삼중음성 유방암은 재발률이 높고 공격적일뿐더러 치료 자체가 제한적인 만큼 조기 단계의 치료(선행화학요법)가 중요하다고 이 교수는 강조한다. 그런데 특정 수용체를 표적하지 않고 면역기능을 활성화해 암을 치료하는 면역항암제가 삼중음성 유방암의 새로운 치료 희망이 될 수 있다는 연구 결과가 나오고 있다.

면역항암제는 암세포와 면역세포의 결합을 막아 면역세포가 정상 작용할 수 있게 하고, 면역 체계가 증강해 암세포의 사멸을 돕는다. 기존에 사용하던 세포독성 항암제에 더해 면역항암제를 추가할 경우 완전관해율이 높아지고 재발률은 낮아진다는 게 이 교수의 설명이다.

완전관해는 수술 전 항암제의 효과가 좋아 수술 시점에 절제한 유방과 림프절에서 암의 흔적만 있을 뿐, 살아 있는 암세포가 없는 상태를 말한다. 차후 종양 부위를 최소화해서 유방을 보존하는 '유방 보존술'의 확률도 높일 수 있게 됐다.

이 교수는 "최근 약의 발전으로 치료 효과가 개선되고 있는 게 사실"이라며 "10~20년 후에도 드물지 않게 재발할 수 있는 호르몬 수용체 양성 유방암과는 달리 삼중음성 유방암은 처음 4~5년 이내에 재발하지 않으면 장기 재발은 상대적으로 드물다. 항암제 자체의 반응률도 호르몬 수용체 양성 유방암보다 높다"라고 말한다.

다만, 이 면역항암제가 2022년 7월에 허가돼 사용되고 있지만, 아직 건강보험 급여는 되지 않고 있어 경제적인 부담이 큰 상황이다. 가정과 사회에서 해야 할 일이 많은 환자들이 경제적인 이유로 약을 못 쓰는 일은 사회적으로도 손실이니 이 교수는 "급여가 빨리 이뤄졌으면 한다"라고 전한다.

또한, "수술뿐 아니라, 수술 전후 항암제를 적절히 사용해 완치에 이를 수 있고 최근 치료법의 개선으로 그 가능성이 커지고 있다. 치료제는 급속히 발전 중"이라며 "희망과 의지를 놓지 않고 어려운 과정을 이겨나가는 용기가 꼭 필요하다"라고 환자들을 격려한다.

05
20~30대
난소암 증가 추세

증상이 없어 모르고 지내다가
'걸렸다' 하면 이미 3, 4기

●

| 의학 자문 인용 |

권병수 경희대병원 산부인과 교수
김대연 서울아산병원 산부인과 교수

"난소암은 3기 이후 발견 시
5년간 생존율이 40% 이하다.
연 1회 정기 검사를 받는 것이
예방과 치료에 도움이 된다."

난소암은 초기 증상이 없다 보니 산부인과 검진이 아니면 발견하는 경우가 드물다. 따라서 이미 다른 장기로 전이된 후 발견되는 경우가 대부분이다.

특히 난소는 복강 안쪽 깊은 곳에 있고 초기 난소암은 증상이 없는 경우가 많아 발견이 어렵다. 진행암에서는 암복막증에 의해 하복부 통증과 복수에 의한 복부 팽만, 소화불량, 배뇨장애 등의 증상이 나타날 수 있다.

이런 경우 소화기내과 혹은 비뇨의학과 진료만 받다가 진단이 늦을 수 있어 주의가 필요하다. 또한, 난소암 환자의 20%는 유전성 유방난소암과 연관돼 있어 정기 검진 시 확인이 필요하다.

난소암은 부인암 중 가장 사망률이 높지만, 치료 성적은 병기에 따라 다르다. 초기에 진단될 경우 생존율이 85~95% 정도로 높지만, 난소암의 70%는 3기 이상의 진행성 병기에서 발견된다.

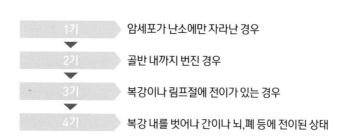

| 난소암 단계별 진단 |

1기 ▼ 암세포가 난소에만 자라난 경우

2기 ▼ 골반 내까지 번진 경우

3기 ▼ 복강이나 림프절에 전이가 있는 경우

4기 복강 내를 벗어나 간이나 뇌,폐 등에 전이된 상태

난소암의 진단은 기본적으로 혈액학적 검사, 자기공명영상(MRI) 등 영상진단, 내시경 검사로 이뤄진다. 또한, 일부 환자들은 유전성 유방난소암과 연관되는 경우가 있어 유방X선촬영(맘모그래피)과 유방초음파를 시행한다.

최근에는 난소암 환자들의 발병 연령이 계속 낮아지는 추세다. 대부분 50대 이상이었으나 20~30대 환자가 꾸준히 증가하는 추세다. 초경은 빨라졌지만, 결혼과 출산이 늦어지면서 전체적으로 배란기가 길어져 젊은 난소암 환자가 늘어나는 것으로 분석된다.

김대연 서울아산병원 산부인과 교수는 "난소암의 경우 수술 시 좁은 골반 내에서 여성의 생식 기관을 수술하다 보니 난이도가 대단히 높은 편이다"며 "다른 장기로 전이된 경우가 많아 다른 진료과와 협력해 수술하는 경우가 많다"라고 말한다.

난소암은 상당히 진행돼도 증상이 경미하거나 모호해서 대수롭지 않게 여기고 그냥 지나치는 경우가 많다. 초기에 난소암이 발견되는 경우는 대부분 정기적인 산부인과 검진 덕분이다.

결국 복막으로 전이돼 복수가 차거나 배가 불러오는 증상이 나타나야 급히 병원을 찾는 경우가 많다. 실제로 전체 환자의 약 70~80% 정도는 혈액이나 림프절을 통해 다른 조직에 전이된 3, 4기 상태로 병원을 찾는다.

따라서 재발률도 다른 암에 비해 상대적으로 높다. 난소암이 3기 이후에 발견될 경우 5년 생존율은 40% 이하로 알려졌다.

다만, 난소암은 조기에 발견만 할 수 있다면 완치율이 크게 올라간다. 암이 난소에 국한되고 1기인 경우 치료 시 5년 생존율이 90%가 넘는다.

따라서 성인 여성의 경우 자각 증상이 뚜렷하게 없어도 최소 1년에 1회 정도라도 산부인과를 찾아 정기적으로 검진을 받는 것이 난소암 예방과 치료에 도움이 된다.

난소암을 일으키는 원인은 아직 명확하지 않다. 다만, 임신과 출산 경험이 없거나 빠른 초경 또는 늦은 폐경도 난소암 발생 가능성을 높인다. 이외에도 가족력 또는 비만이나 여러 바이러스 질환 감염력, 지속적인 배란 및 월경, 연령 또한 영향을 준다고 알려졌다.

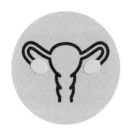

- 여성 생식과 호르몬 분비에 중요한 역할을 담당하는 '난소'에서 발생하는 암
- 50~70세 사이에 제일 많이 발생
- 매년 약 3,000명의 신규 환자 발생
- 상피성 난소만, 생식세포암, 성삭기질암 중 상피성 난소암이 90%

임신력도 난소암과 밀접한 관련이 있다. 출산 횟수가 한 번이면 전혀 출산 경험이 없는 여성에 비해 난소암 위험이 10% 줄어들고, 출산 횟수가 3번이면 발병 위험이 50% 감소한다.

권병수 경희대병원 산부인과 교수는 "난소암은 약 5~10% 정도가 유전성으로 가족력이 있는 경우엔 유전자 검사와 더불어 전문의의 상담이 유용하다"며 "가족 구성원의 암 발병 가능성을 어느 정도 예측하면 예방뿐 아니라 조기 발견을 통한 적극적인 치료로 연결됨이 중요하다"라고 강조한다.

또한, "최근에는 표적치료제의 일종으로 신생 혈관의 생성제인 '베바시주맙'과 BRCA 변이 환자에 사용 가능한 'PARP억제제'가 개발돼 있어 난소암 환자의 생존율 향상에 도움이 되고 있다"라고 설명한다.

　난소암 치료법은 일차적인 치료 방법인 수술과 항암화학요법이 있다. 난소암은 초기 단계인 1기암이라도 아주 초기를 제외한 모든 환자에게서 수술 후 항암화학요법을 시행해 혹시 남았을 암세포를 제거해 암 재발 확률을 낮춘다.

06
'난자 냉동보관'은
건보 급여 안 되나?

2018년 이후 매년 20만 명이
난임으로 고통받고 있다

●

| 의학 자문 인용 |

류혜진 차의과학대학교 일산차병원 난임센터(산부인과) 교수

직장인 A씨(41.여)는 2020년 일산차병원 난임센터에서 난소기
능 검사 결과를 받고 놀랐다. 당시 39세였던 A씨의 난소 나이는 실
제 나이보다 3살 많은 42세였다. 난소의 질도 같은 나이대 중 하위
10~30%에 그친다는 의료진의 설명을 들었다.

A씨는 당시 결혼 계획이 없었다. 하지만 난소 기능이 떨어질 수
있다는 의사 설명에 따라 난자를 냉동보관하기로 결심했다.

A씨는 그해 4~5월 3차례에 걸쳐 난자를 채취해 병원에 맡겼다.
그러다가 지금의 남편을 만나 2022년 6월 결혼에 이르렀다.

하지만 마음처럼 자연 임신은 잘 되지 않았다. A씨는 냉동 보관했

던 난자를 이용해 시험관 아기 시술을 했고, 마침내 지난해 원하던 임신에 성공했다. A씨는 오는 7월 출산을 앞두고 있다.

난임 치료 전문가들에 따르면, 2018년 이후 매년 20만 명 이상의 인구가 난임으로 진료받고 있다. 한국보건사회연구원 전국 출산력 실태조사 결과, 배우자가 있는 여성의 12.1%가 1년 이상 피임을 하지 않았는데도 임신이 되지 않은 것으로 조사됐다.

결혼을 늦게 할수록 난임을 경험할 비율도 높아지는 가운데 난자 냉동보관이 관심을 얻고 있다. A씨처럼 미혼 여성이 난자를 미리 냉동 보관해뒀다가 자연 임신이 되지 않을 때 동결 난자로 인공수정을 한다.

류혜진 차의과학대학교 일산차병원 난임센터(산부인과) 교수는 "최근 계획 임신이나 가임력 보존을 원하는 젊은 여성들은 난자 냉동보관을 택하는 추세"라며 "출산으로 이어지는 사례도 속속 나오고 있다"라고 밝힌다.

전국의 차병원 네트워크가 지난 2021년에 수행한 미혼 여성의 난자 냉동보관 시술 건수는 1,194건으로 2020년 574건의 2.1배에 달한다. 10년 전인 2011년(9건)과 비교하면 크게 증가했다.

류 교수는 '38세 이하면서 보존한 난자가 20개 이상일 때는 임신 성공률이 최고 70%까지 높아진다'는 해외의 연구 결과를 인용하면서도 연령대와 난소 기능에 따라 성공률 편차는 크다고 말한다.

여성은 약 100만 개의 생식세포를 가지고 태어난다. 이중 초경 이후 폐경에 이르기까지 약 400~500개가 배란된다. 나머지 생식세포는 나이가 많아지며 세포가 사멸되는 과정을 통해 점차 줄어들고 곧 폐경으로 이어진다.

세포의 감소세는 만 35세 이후로 빨라지고 난자의 질도 떨어진다. 따라서 냉동보관은 남아 있는 세포 수를 의미하는 난소 예비력이 떨어지기 전에 하는 게 바람직하다. 난소 예비력은 호르몬 검사와 난소 나이 검사(항뮬러관호르몬·AMH)로 확인할 수 있다.

류 교수는 "주로 항암치료를 앞둔 암 환자들이 난소 기능 상실에 대비해 시작된 냉동이 최근 계획 임신이나 가임력 보존을 원하는 여성들로 확산했다"며 "검사로 난소 예비력을 확인한 만큼 난소가 노화되기 전에 미래를 대비하는 경우가 많다"라고 말한다.

난자 냉동을 결정했다면 난자 채취 가능 여부를 확인한 다음 생리 시작 후 2~3일째 병원에 내원해 과배란 유도 주사를 처방받는다. 본인이 피하주사를 복부에 10일가량 놓으면 되는데, 난포가 다 자라면 난자를 채취한다.

류 교수는 "과배란 유도 주사는 난포자극호르몬의 수치를 높게 해 난포가 자라는 것을 돕게 한다"며 "마취 상태에서 바늘로 난소를 찔러 난자를 채취하는 방식으로 이뤄진다. 통증이 있겠지만 견딜 만하다"라고 설명한다.

채취하는 난자의 수는 연령별로 차이가 난다. 류 교수는 "30대 중반이라면 10여 개를 채취하지만 고령일수록 난자 수가 많아야 성공률을 올릴 수 있다. 40대라면 30개는 모아야 한다"라고 언급한다.

미국 뉴욕대학 난임치료센터의 연구팀은 최근 "동결 난자를 이용한 평균 출산 성공률이 (전체적으로) 약 39%에 그치고 있지만, 38세 이하면서 보존한 난자가 20개 이상일 때는 성공률이 최고 70%까지 높아진다"는 연구 결과를 내놓기도 했다.

채취된 난자는 영하 210도의 액체질소로 급속 냉동한 뒤 난자은행에 안전하게 보관된다. 임신을 원할 때 해동해 정자와 수정시킨 후 배아를 키워 자궁 안에 이식하는 방법으로 임신을 시도한다.

류 교수는 "차병원은 미세한 전기자극을 줘 난자가 활력을 찾게 하는 장비인 '피에조'를 활용한 시험관 시술로 수정률을 높이고 있다"라고 말한다.

보통 5년을 보관하며 그 후 연장 시기를 상의한다. 5년 이상 보관하더라도 성공률이 크게 변하진 않는다.

난자 채취부터 보관에 드는 비용은 병원마다 다르지만 약 300만~350만 원 정도로 전액 비급여라 부담이 될 수 있다. 류 교수는 한국이 전 세계 최저 출산율을 기록하는 만큼, 난자 냉동보관 같은 난임 시술비 부담을 줄일 정책은 필요해 보인다고 설명한다.

이어 "난소 기능, 가임력에 대해 산부인과 전문의와 충분히 상담한 뒤 결정하면 된다"며 "간혹 기형아 출산 우려를 하는 경우도 있던데, '일반 자연임신과 큰 차이 없다'는 국외 연구 결과가 있다. 이에 대해선 걱정하지 않았으면 좋겠다"라고 부연한다.

한편, 난자 냉동보관은 1998년 차병원에서 세계 최초로 '유리화 동결 기술'을 개발한 뒤로 시작됐다. 차병원은 이때 유리화 난자동결법을 개발했고 1999년 이를 통해 아기 출산에 성공했으며, 1999년부터 세계 최초로 난자뱅킹을 운영하고 있다.

07

여드름약 먹는다면
임신·헌혈 금물

임신 전 4주 내 복용은
기형아 출산 우려가 있다

●

| 의학 자문 인용 |

문정윤 리원피부과 대표원장(피부과 전문의)
한정열 인제대학교 일산백병원 산부인과 교수

임신부와 임신을 준비하는 여성은 반드시 '이소트레티노인'이라는 성분의 여드름 치료제를 복용하면 안 된다는 전문가들의 주장이 제기되고 있다. 이소트레티노인 성분이 태아 기형을 유발한다는 이유에서인데, 이 약 자체가 오·남용되고 있어 우려를 자아낸다.

이 약을 먹은 임신부 중 일부는 기형아 출산에 대한 두려움 등으로 인공유산(임신중절)을 택하는 등 문제가 이어지고 있다. 의약품의 온라인 불법 유통을 차단하는 한편 자세한 설명으로 임신부의 복용 가능성을 줄여야 한다는 목소리가 나온다.

문정윤 리원피부과 대표원장(피부과 전문의)은 "여드름은 모공 안이 막히고, 피지가 쌓이면서 여드름균이 증식돼 발생하는 염증 질환"이라며 "이소트레티노인은 모든 과정의 요소를 억제하는 유일한 약이다. 효과가 강력할 수밖에 없다"라고 말한다.

문 원장에 따르면, 유럽 피부과학회는 여드름 중증도가 높아질수록 이소트레티노인 처방을 권하고 있다. 따라서 환자는 적게는 수일에 한 알에서부터 많게는 하루에 서너 알까지 복용하게 된다. 장기적으로 복용할수록 치료 효과가 뚜렷하다.

문 원장은 "약을 먹고 최소 2주 이상 지나야 점진적으로 효과가 있지만 매우 빈번하게 피부 건조 등이 발생할 수 있다. 건조 현상 등은 용량에 비례해 나타난다"면서도 "가장 조심해야 하는 게 임신부의 태아 기형"이라고 강조한다.

이소트레티노인은 비타민A의 유도체로, 세포증식과 분화를 조절해 비정상적인 각질을 정상화해 피지분비를 줄여주는 기전의 약이다. 다만 비타민A 복용이 과할 경우 태아 기형을 유발한다.

한정열 인제대학교 일산백병원 산부인과 교수는 "이소트레티노인은 신경능세포 활동을 억제하고 세포 간 상호 작용을 방해해 기형을 유발한다고 알려졌다"며 "태아의 뇌, 얼굴, 구개, 심장, 척수, 귀, 흉선 발달에 부정적 영향을 미치는 것으로 보고됐다"라고 말한다.

한 교수 연구팀이 미국, 캐나다, 독일 등의 연구팀이 국제적으로 발표한 논문 10편에서 이소트레티노인을 복용한 것으로 확인된 임신부 2,783명을 메타 분석한 결과, 복용 임신부의 기형아 출산율은 15%로 집계됐다.

기형은 두개골, 얼굴, 심장, 목, 손가락 등에 많았으며 기형아를 임신한 여성의 80%가 인공유산(임신중절)을 선택했다. 연구팀은 임신 상태에서 이소트레티노인을 복용했을 때의 기형아 출생 위험을 비노출군의 3.76배로 추산했다. 다만, 이런 위험은 2006년 이후부터 1.04배로 줄었다.

한 교수는 "예전에 비해 이소트레티노인에 의한 여드름 치료가 표준화돼 저용량으로도 치료 효과가 나타난다"며 "치료제 용량과 기간이 전체적으로 줄어, 기형 출산 위험도 줄어든 것으로 보인다"라고 추정한다.

전문가들은 이 약에 대해 "임신부에게 주의를 주는 것을 전제로 올바르게 복용한다면 충분히 효과적이고 안전하지만, 남용이나 부적절한 처방이 문제다. 특히 나눠 먹는 일은 있어선 안 된다"라고 의견을 모은다.

우선 이소트레티노인은 전문의약품이라 의사의 진료 하에 처방받아야 하는 약이다. 그런데 최근 온라인으로 불법 대리처방을 받거나 중고 거래 애플리케이션(앱) 등을 통해 남은 약을 불법 거래하는 사례가 문제가 되고 있다.

한 교수는 "모르고 복용했던 임신부들이 있다"며 "임신부의 약물 상담을 돕는 마더세이프전문상담센터에 따르면, 2010년부터 2021년까지 이소트레티노인을 복용한 임신부의 상담이 1,500건 이상 진행됐다. 이들 중 50% 이상은 임신중절을 선택했다"고 말한다.

이어 "이소트레티노인 복용 중 임신을 한 여성들은 기형아 출생 위험도가 높아 두려움과 불안감으로 임신을 중단하는 여성들이 많다"며 "이들은 전문가의 진단과 검사를 통해 도움을 받아보는 게 필요하다"라고 조언한다.

미국 식품의약국(FDA)과 한국 식약처는 이소트레티노인 복용 중단 후 최소 4주가 지나고 임신하는 것을 권장하고 있으며, 문 원장은 "(개인적으로는) 보다 안전한 임신을 위해 3개월 휴약 기간을 두고 임신할 것을 권하고 있다"라고 말한다.

임신 외에도 이소트레티노인 복용자는 헌혈도 최소 4주간 해선 안 된다. 해당 혈액을 임신부가 받을 가능성을 배제할 수 없기 때문이다. 복용해선 안 되는 기간에 이소트레티노인을 복용한 여성은 비영리단체인 마더세이프전문상담센터로 연락하면 상담을 받을 수 있다.

행복은
쾌활함의 정도에 비례해 커지고
쾌활함은
육체와 정신적인 건강에 좌우된다.

- 쇼펜하우어 -

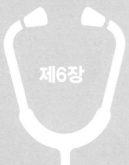

제6장

봄·여름의
계절성
질환

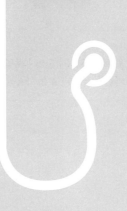

01
봄의 불청객,
원인 물질을 찾아라
알레르기는 원인을 규명한 후
백신 면역치료가 필요하다

•

| 의학 자문 인용 |

김범준 중앙대병원 피부과 교수
안진 강동경희대병원 호흡기알레르기내과 교수

꽃가루가 날리는 봄철에는 콧물, 재채기, 기침 등 알레르기 증상으로 병원을 찾는 환자들이 많다. 꽃가루뿐 아니라 황사와 미세먼지 그리고 건조하고 일교차가 큰 날씨로 인해 알레르기 증상은 더 심해질 수 있다.

안진 강동경희대병원 호흡기알레르기내과 교수는 "알레르기 질환 치료는 보통 증상 조절에 집중한다. 하지만 원인 물질을 파악하면 면역치료를 고려할 수 있다"며 "치료 기간이 다소 길어 부담스러울 수 있지만 치료 후 평생 괴롭히는 알레르기 증상이 없어져 삶의 질 향상에 크게 도움이 된다"라고 말한다.

꽃가루 알레르기는 봄이나 가을에 주로 발생한다. 자작나무, 오리나무, 참나무 등 수목 화분들이 3~5월에 날리면서 알레르기 증상을 일으키는 주요 알레르겐(항원)이다. 최근에는 황상, 미세먼지 등 대기 오염물질이 꽃가루 성분과 결합해 알레르기를 잘 일으키는 물질로 변해 알레르기 반응을 훨씬 잘 일으키는 것으로 알려졌다.

알레르기가 발생하면 여러 증상이 나타난다. 눈이 가렵거나, 붓고 충혈되는 결막염, 코 증상으로 콧물, 재채기, 코막힘 등의 비염 증상이 생길 수 있다. 환절기 감기로 생각하기 쉽지만, 콧물이나 재채기 증상이 1~2주 넘게 지속되면 감기보다는 알레르기 비염을 의심해 볼 수 있다. 알레르기 비염은 코점막이 특정 원인 물질에 노출돼 생기는 과민성 염증 반응이다.

심할 경우 전신에 열감, 피로감, 전신통증과 건초열이라고 부르는 전신 감기·몸살 증상을 동반하기도 한다. 기관지 증상으로는 기침, 가래, 가슴 답답함, 심하면 천명음(쌕쌕거림), 호흡곤란까지 보일 수 있다. 밤이나 새벽이 되면 심해질 수 있고 찬 공기, 건조한 공기, 담배, 운동 등에 의해서 악화할 수 있다.

알레르기 질환 치료는 원인 물질 규명이 가장 중요하다. 안 교수는 "원인 알레르겐을 확인하는 검사는 피부반응 검사와 혈청 항원 특이 면역글로블린E(IgE) 검사 등이 있다. 최근에는 식품이나 약물 알레르기 원인을 규명하기 위해 알레르겐을 직접 투여해 증상을 재현함으로써 알레르기 원인 물질을 규명하는 경구·주사 유발 검사도 많이 시행되고 있다"라고 설명한다.

이 검사는 검사를 통해서 나온 양성 알레르겐과 임상 증상의 인과 관계를 확인해 원인 알레르겐을 규명하는 방법이다.

가장 효과적인 치료는 면역치료다. 면역치료는 알레르기를 유발하는 원인 알레르겐을 몸에 투여해 반복적으로 노출해 면역관용을 유도하는 치료법이다. 면역치료를 통해 실제 꽃가루, 곰팡이 등 원인 알레르겐에 노출 시에도 증상이 나타나지 않도록 하는 것으로 백신과 비슷한 개념이다.

안 교수는 "눈이나 코는 물론 전신 증상이 심하거나 기관지 증상까지 있는 경우라면 반드시 면역치료를 받는 게 좋다"라고 설명한다.

면역치료는 팔에 주사를 맞는 피하 면역치료와 혀 밑에 약물을 투여하는 혀 밑 면역치료가 있다. 계절성 알레르기일 때는 보통 원인 알레르겐을 단독 또는 혼합해 피하 면역치료를 시행한다.

적절하게 희석된 알레르겐을 매주 1회씩 피하 주사한다. 주사 시 용량을 최고 농도의 알레르겐 용량(유지 용량)까지 올린다. 이후 알레르겐 유지 용량을 한 달에 한 번씩 규칙적으로 주사한다.

안 교수는 "면역치료는 대개 3~5년간 시행해야 효과를 볼 수 있다. 치료 기간이 다소 길지만, 치료 후 알레르기 증상이 없는 삶의 질을 생각하면 충분히 고려해볼 수 있다"라고 조언한다.

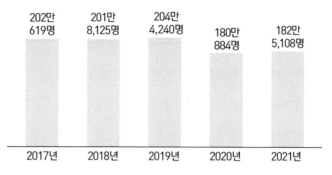

202만
619명

201만
8,125명

204만
4,240명

180만
884명

182만
5,108명

2017년   2018년   2019년   2020년   2021년

출처: 건강보험심사평가원

알레르기 비염은 약물치료가 기본이다. 약물치료는 주로 경구용 항히스타민제나 콧속에 항콜린 스프레이 제제를 뿌린다. 두 약물 모두 코 가려움증이나 재채기, 콧물 등의 증상을 완화한다. 간혹 의사 처방 없이 코점막 수축제를 사용하는 때도 있는데, 이는 코 혈관 반응성을 떨어뜨려 부작용을 초래할 수 있으므로 주의해야 한다.

알레르기 반응을 둔감하게 만드는 면역요법도 시행한다. 면역요법은 알레르기를 일으키는 항원에 지속해서 노출시켜 과민 면역반응을 줄이는 치료법이다. 소량부터 시작해 점차 농도를 높여가며 자극하는 방법이다. 1년 이상 지속해야 효과가 있고, 3~5년 정도 장기간 치료한다.

일교차가 심한 봄철이 되면 피부가 오돌토돌 올라오는 '닭살'이나 피부가 건조해 갈라지는 '뱀살'도 마찬가지로 알레르기 증상에 해당

된다. 닭살과 뱀살이 생긴 부위가 가렵다고 긁으면 피가 나거나 2차 감염이 생길 수도 있어 주의가 필요하다.

닭살은 피부가 털을 뽑은 뒤의 닭 껍질 같다고 해서 붙은 이름으로, 정식 명칭은 '모공각화증'이다. 닭살은 모공 내 각질이 과도하게 쌓이면서 덩어리를 형성해 나타나는데, 주로 팔, 허벅지, 엉덩이 등에 생긴다. 정확한 원인은 알려지지 않았으나, 유전과 생활 습관 등이 영향을 미치는 것으로 보인다.

뱀살은 팔과 다리 등의 피부가 뱀 허물처럼 갈라져 하얀 각질이 일어나는 것으로, 정식 병명은 '어린선'이다. 뱀살은 주로 팔과 다리에 생기는데, 뱀살이 생기면 때가 낀 것처럼 피부가 지저분해 보이기도 한다.

뱀살은 유전적인 영향으로 많이 발생하는데, 피부 각질층 밑에 있는 과립층에서 '필라그린' 단백질이 잘 만들어지지 않아서 생긴다. 또한 임파선암, 갑상선기능저하증, 사르코이드증 등 질환으로 인해 발생하기도 한다.

닭살과 뱀살은 나이가 들면서 증상이 호전되는 경우가 많다. 또 평소에는 아무런 증상이 없지만, 주변이 건조할 경우 가려움증이나 통증이 느껴지기도 한다. 가렵다고 피부를 긁게 되면 2차 감염이 일어날 수 있기 때문에, 평소 보습에 신경 써서 가려움증을 미리 막는 것이 좋다.

각질연화제를 이용해 주 1~2회 묵은 각질을 제거해주고, 미지근한 물을 이용해 샤워하는 것이 좋다. 목욕을 자주 하면 피부가 건조해질 수 있으므로, 목욕은 3일에 한 번씩 하는 것이 좋다.

각질이 많이 생긴다고 때를 미는 것은 피부를 건조하게 하기 때문에 지양해야 한다. 샤워 후에 수건으로 물기를 살짝 제거한 후 3분 내 보습 제품을 바르는 것도 증상 완화에 도움이 된다.

이외에도 산성비누·폼 타입 세정제 사용하기, 몸에 딱 붙는 옷 피하기, 면 소재 옷 착용하기, 습도가 낮은 날 가습기 사용하기, 물 자주 마시기 등이 증상 완화에 도움이 된다.

김범준 중앙대병원 피부과 교수는 "외출 시에는 자외선 차단제를 잘 발라야 하며, 각질연화제와 보습제도 적절하게 사용해 피부를 보호해야 한다"며 "술과 담배를 줄이고 비타민이 많은 채소를 먹는 것도 증상 완화에 도움이 된다"라고 조언한다.

운동은
하루를 짧게 하지만,
일생을
길게 해준다.

- 조스린 -

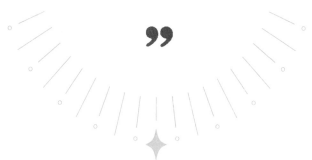

02

숨쉬기 괴로운 봄, '호산구' 중증 천식

중증 천식 환자의 누적 사망률은 일반 천식 환자보다 1.5배 이상 높다

●

| 의학 자문 인용 |

김소리 전북대학교병원 호흡기알레르기내과 교수

"호산구는 면역을 담당하는 백혈구지만
과하면 천식 증상을 유발한다.
천식 치료할 길이 좋아지고는 있지만
약값 부담도 크다."

호흡곤란, 기침, 가슴 답답함부터 숨을 내쉴 때 불편한 증상을 느끼는 만성 천식 환자들에게 '봄'은 야속하기만 한 계절이다. 날씨 변화, 꽃가루 같은 악화 인자가 증상을 더 악화시키는데, 건강보험심사평가원 요양 급여비용 통계를 보면 3~4월과 10~12월 진료 인원이 가장 많다.

전 세계 천식 환자 수는 3억 명을 훌쩍 넘는 것으로 추산된다. 천식 치료에는 주로 기도 염증을 치료하는 성분과 기도 수축을 막아주는 성분으로 구성된 흡입형 또는 전신 스테로이드제, 기관지 확장제 같은 약물이 쓰인다.

치료법 발전에 따라 천식과 관련한 건강 문제는 조금씩 개선되고 있지만 '중증 천식'은 여전히 심각한 문제로 꼽힌다. 중증 천식은 전체 천식 환자의 5~10%로 추산되지만, 누적 사망률은 일반 천식과 비교해 1.5배 이상 높다.

| 천식 자가 진단법 |

- ☑ 밤에 숨이 차거나 심한 기침으로 잠을 깬 경험이 자주 있는가?
- ☑ 기침 감기가 자주 오고, 한 번 걸리면 3주 이상 오래 지속되는가?
- ☑ 감기약이나 혈압약을 복용한 후 숨이 가빠져서 힘들었던 경험이 있는가?
- ☑ 운동 시 혹은 운동 후 숨이 차고 쌕쌕거리는 소리가 나는가?
- ☑ 추운 날 외출하면 기침이나 쌕쌕거리는 소리가 나오고 가슴이 답답한가?
- ☑ 밤에 잘 때 똑바로 누워서 자면 가슴이 답답해서 옆으로 누워 자는가?
- ☑ 콧물, 재채기, 코막힘 등 알레르기 비염 증상이 있는가?
- ☑ 자주 눈이 가려워 비비는 증상 또는 두드러기나 가려움증 등이 있는가?
- ☑ 가족 중 위의 증상이 있는 사람이 있는가?
- ☑ 과거에 천식으로 진단받은 적이 있는가?

위 10개의 질문 중 1가지 이상 증상이 있다면 천식을 의심해야 하는 상황

틈나면 증상이 나빠지니 아무리 치료를 받아도 조절되지 않고, 우울증과 불안까지 부른다. 중증 천식 환자는 경증 환자보다 의료비를 5.3배 더 쓰고 작업 중단 비율이 44.4%, 작업 중단 기간이 평균 7년에 이를 만큼 사회경제적 부담이 크다. 천식으로 인한 전체 사회적 비용은 약 4조 원으로 추산된다.

김소리 전북대학교병원 호흡기알레르기내과 교수는 "천식은 꾸준한 진료와 단계에 맞는 치료제 처방으로 충분히 조절할 수 있는 질환"이라면서도 "중증 천식은 사망 원인이 될 수 있을 정도로 위험하다"라고 설명한다.

중증 천식은 기도 염증 발병 기전에 따라 '호산구성 천식'과 '알레르기성 천식' 등으로 나뉜다. 호산구란 주로 기생충 감염과 알레르기 질환에 대한 면역을 담당하는 백혈구 중 하나인데, 과도한 호산구는 천식 증상을 유발하고 호흡기 기능 이상 및 천식 중증도에 영향을 준다.

호산구성 천식에 대해 김 교수는 "피검사로 호산구 수치를 참고해 진단한다. 알레르기성 원인뿐만 아니라 비알레르기성 호산구성 천식 염증 반응을 포괄한다"며 "단계적 치료에도 증상이 조절되지 않는 중증 천식의 경우 호산구 수치 같은 유발인자를 파악해야 한다"라고 말한다.

이어 "권고되는 치료제를 써서, 증상 조절과 급성으로의 악화를 예방해야 한다. 혈중 호산구 수치가 높을수록 악화 위험도 크고 폐 기능이 떨어지며 천식 증상 조절도 어렵다"며 "호산구성 천식은 증상 조절과 관리가 어려운 천식 유형 중 하나"라고 강조한다.

이에 따라 환자는 부작용을 감수하더라도 스테로이드 약제를 흡입 또는 복용한다. 하지만 스테로이드 약을 장기간 먹으면 쉽게 멍이 들거나 골다공증, 고혈압, 당뇨, 시상하부-뇌하수체-부신 축 억제 등이 발생할 수 있고, 그렇다고 복용을 중단하면 이번에는 부신 부전이 발생할 수 있는 등 위험 부담이 크다.

가능한 장기간 사용을 피하는 게 좋은 스테로이드 약제 대신 '생물학적 제제'가 치료 대안으로 꼽힌다. 생물학적 제제는 천식 유형 중 2형 중증 천식의 추가 치료로 투여할 수 있다. 이 약은 환자 특징에 따라 치료 효과가 달라 증상 조절을 위해서는 의료진의 정확한 진단과 치료제 선택이 중요하다.

현재 국내에는 오말리주맙(면역글로불린E 억제제), 메폴리주맙과 레슬리주맙(인터루킨-5 억제제), 벤라리주맙(인터루킨-5R 억제제), 두필루맙(인터루킨-4 억제제) 등 5가지 제제를 사용할 수 있다. 환자의 특성에 따라 치료 효과가 다르므로 의료진이 다양한 조건을 고려해 약제를 택한다.

이 가운데 메폴리주맙은 국내에 중증 호산구성 치료제로 허가됐다. 다만, 항 인터루킨-5항체 치료제들은 건강보험 혜택이 적용되지 않아 생물학적 제제 사용이 필요한 환자들의 경제적 부담이 큰 실정이다.

김 교수는 "천식은 호흡이라는 기본적인 영역에 영향을 주는 만성 질환으로 여러 선진국에서는 이미 생물학적 제제의 급여화까지 모두 이뤄져 중증 천식 환자들도 큰 의료비 부담 없이 치료받고 있다"라고 지적한다.

또한, "국내에서도 중증 천식, 특히 중증 호산구성 환자들이 의료 사각지대에서 벗어나 고통 없는 삶을 누릴 수 있기를 바란다. 그래도 최근 환자들의 삶의 질 악화 문제와 의료 미충족 수요가 주목받으며 정책적 개선 논의가 이뤄지고 있어 고무적"이라고 말한다.

03

환절기에 급증하는
봄 감기

일교차가 커지면
감기 환자도 늘어난다

•

| 의학 자문 인용 |

삼성서울병원 가정의학과

일교차가 큰 환절기에 노마스크 정책 영향으로 감기 환자가 급증하고 있다. 철저하게 마스크를 착용한 코로나19 거리두기 정책이 해제됨에 따라 감기 등 호흡기질환 환자는 크게 늘어날 전망이다.

실내 마스크 착용 의무가 해제된 뒤인 2023년 3~4월(10~16주차) 7주간 바이러스성 급성호흡기 감염증과 독감(인플루엔자)으로 인해 표본감시 의료기관에 입원한 환자는 총 1만 3,268명에 달했다. 이는 1년 전 같은 기간 1,002명의 13배가 넘는다.

감기 증상을 호소하는 환자들도 부쩍 늘었다. 감기가 생기는 원인은 다양하다. 집에서 쉬면 충분히 나을 수 있고, 특정 증상이 생기면 병원을 방문해야 한다. 자가치료가 가능한 감기 증상과 병원에 가야 하는 감기 증상은 각각 무엇일까?

| 2022년 인플루엔자 예방접종 현황 |

구분			인구 수*(명)	접종자 수(명)	접종률(%)
어린이 (생후 6개월 ~ 만 13세)	2회**	1차	42만 6,677	26만 9,389	63.1
		2차		22만 5,270	52.8
	1회		490만 6,284	350만 8,499	71.5
임신부			26만 5,034	13만 2,037	49.8
노인(만 65세 이상)			931만 648	762만 8,733	81.9

*행정안전부 인구통계자료로 산출. 이중 임산부는 2021년 전체 출생아 수
**2022년 6월 30일까지 과거 인플루엔자 접종률 2회 미만 접종한 대상자(예방접종통합관리시스템 등록 기준)

자료: 질병관리청

삼성서울병원 가정의학과에 따르면, 감기에 걸렸을 때 가장 중요한 것은 충분한 휴식이다. 몸을 쓸수록 면역체계에 부담을 준다. 감기에 걸리면 충분히 자고 쉬는 게 중요한 이유다.

하지만 우리나라 현실은 그렇지 못하다. 아파도 일해야 하는 직장인이 많기 때문이다. 하지만 감기는 심각한 증상이 아니라면 집에서 잘 먹고 푹 쉬면 증상이 사라지는 사례가 많다.

아스피린 같은 약을 복용해 열을 떨어뜨리고 진통 효과를 보는 것도 좋다. 코가 막히면 끓는 물의 김을 코로 들이마신다. 이때 머리 위로 수건을 덮어쓰면 효과가 커진다.

기침은 우리 몸의 방어 작용이기 때문에 무조건 나쁜 것은 아니다. 하지만 기침 자체가 거북하고 힘들면 기침 억제제를 복용하는 게 방법이다.

하지만 견디기 힘든 증상을 겪는다면 병원에 가야 한다. 의사 진찰이 필요한 증상은 귀가 아프거나, 가래나 코가 고름같이 보일 때, 가슴이 아프고 숨쉬기가 힘들 때, 다른 증세 없이 목만 심하게 아플 때 등이다.

고열 증상이 발생하거나 기침이 심할 때, 2차 감염이 의심되는 누런 가래가 나올 때도 병원을 찾아 의사 진료를 받아야 한다. 노약자는 열이 심하게 나고, 음식을 잘 못 먹을 때, 탈수가 진행될 때 병원을 찾아야 한다.

반드시 항생제를 복용해야 하는 사례도 알아두면 도움이 된다. 감기는 며칠 만에 낫기도 하지만, 증상이 나빠지면 열흘까지 이어질 수 있다.

일부 환자는 빨리 낫기를 원해서 항생제 처방을 요구한다. 감기 바이러스는 항생제로 죽지 않는다. 항생제 처방은 이차적으로 세균 감염이 일어나지 않는 한 감기에는 소용이 없다.

이는 전 세계적인 현상이다. 항생제 효과를 잘못 알고 처방을 요구하는 것은 치료에 도움이 되지 않는다. 항생제 처방에 앞서 2차 세균 감염이 없는지부터 확인하는 게 올바른 순서다. 감기에 자주 걸리거나, 한번 걸리면 오래간다고 걱정하는 환자들이 있다. 감기에 자주 걸리다는 이유로 건강 이상을 걱정할 필요는 없다.

급성호흡기감염증 입원환자 추이

※2023년 누계: 2023년 1주~13주(23.1.1~23.4.1)

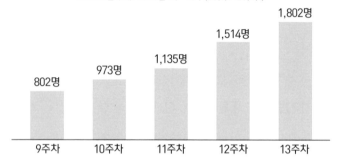

13주차 연령별 인플루엔자 의사환자* 추이

*의사환자: 38도 이상의 갑작스러운 발열과 더불어 기침 또는 인후통을 보이는 자

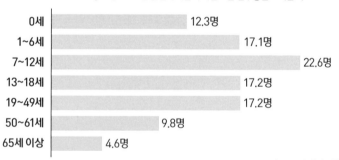

자료: 질병관리청

감기 환자가 기침이나 재채기를 할 때 감기 바이러스를 배출한다. 이 바이러스가 공기 중에 떠돌다가 다른 사람이 숨을 쉴 때 몸속에 들어갈

수 있다. 아니면 손에 바이러스가 묻어 감기에 걸리는 사례는 흔하다.

인체 면역이 감기 바이러스를 이기지 못하면 감기 증세가 나타나는 것이다. 감기를 예방하는 것은 올바른 생활 습관이다. 규칙적으로 운동하고 영양소를 골고루 갖춘 식단으로 식사한다. 충분히 잠을 자고 자주 손을 씻으면 감기를 예방할 수 있다.

스트레스도 줄여야 한다. 평소 운동을 하지 않는 사람이라면 조금 빠른 걸음으로 걷거나 줄넘기, 테니스, 배드민턴, 자전거를 타면 관절에 무리가 가지 않으면서 면역력을 키울 수 있다. 에어로빅이나 헬스 등 실내운동도 환절기 운동으로 적합하다. 숨이 찰 정도로 30분 넘게 하는 게 좋다.

열이 나는 감기 환자는 비타민C가 많은 과일이나 채소를 먹는다. 물을 자주 마시는 것도 가래를 내뱉는 데 도움이 된다.

04

한여름 피부 보호엔
자외선 차단제?

옷만 잘 골라 입어도
자외선을 막는 데 도움이 된다

•

| 의학 자문 인용 |

권순효 강동경희대병원 피부과 교수
박한선 서울대학교 의과대학 교수(보라매병원 피부과)
이상은 연세대학교 강남세브란스병원 피부과 교수

"자외선 차단 옷을 고를 때…
UPF 지수로 확인하되
야외활동 시에는 자외선 차단 제품
더 자주 발라줘야 한다."

여름철 야외활동에 앞서 자외선 차단은 필수다. 특히 여름에 햇빛에 그대로 노출되면 피부가 따갑고 화끈거리는 '일광화상'을 입을 가능성도 크다.

따라서 사람들 대부분은 자외선 차단제를 피부에 도포해 피부를 보호한다. 하지만 옷만 잘 입어도 효과적으로 자외선을 차단할 수 있다.

권순효 강동경희대병원 피부과 교수는 "자외선 차단제를 사용하면 땀이나 물로 흘러내려 효과가 떨어지는 경우가 많다 보니 효과 측면에선 자외선을 차단하는 옷이 좋다"고 말한다.

자외선 차단 효과 옷을 고를 땐 UPF를 참고하면 된다. UPF는 원단이 자외선을 차단하는 정도를 표시한 지수로 자외선차단제에서 사용하는 SPF와 비슷한 개념이다.

UPF 30이라고 기재된 의류는 자외선을 1/30 또는 3.33%만 통과시킨다는 의미다. UPF 15~24는 자외선을 95% 차단, UPF 25~39는 96~97% 차단, UPF 50은 98% 이상 차단하는 것으로 알려졌다. UPF 15가 최소 등급이며 UPF 50+이 최대 등급이다. 미국 피부암재단에서 인증받은 제품은 UPF 30 이상이다.

자외선 차단 효과가 있는 옷은 특히 바닷가 등 야외활동 시 편하다. 자외선 차단 크림을 바르면 아무래도 물에 씻겨 나가기 때문에 보호 효과를 유지하기 위해선 계속 덧발라야 한다.

UPF 의류도 색에 따라 자외선 차단 효과가 다르다. 검은색 또는 어두운색이 자외선을 더 흡수해 피부에 닿는 자외선을 줄일 수 있다. 다만, 밝은색 의류는 햇빛을 반사하는 능력이 뛰어나 더위를 덜 느낄 수 있다.

또한, 자외선 차단을 위해선 면이나 모시 같은 천연섬유보다는 합성섬유 소재 의류가 UPF 지수가 더 높다. 합성섬유에 UPF 지수가 높아도 효과가 무작정 지속되는 것은 아니다. 미국 클리브랜드클리닉에 따르면, 통상 UPF 의류의 수명은 2~3년 정도다.

UPF 의류를 입었다고 자외선 차단제가 필요 없는 것은 아니다.

옷으로 목이나 얼굴 등 모든 부위를 가리기는 어렵다.

권 교수는 "의류가 자외선 차단 효과가 더 높지만, 얼굴에 마스크를 쓰거나 하면 덥거나 불편하다 보니 사람들이 크림을 바르는 것을 더 선호하는 것 같다"라고 말한다.

자외선 차단제를 사용할 때는 제형에 따라 사용에 주의가 필요하다. 가령 뿌리는 스프레이형 제품을 사용한다면 어린 소아에는 사용을 자제하는 것이 좋다. 분무하는 과정에서 자외선 차단제를 흡입할 가능성이 있기 때문이다. 또한, 생각보다 적당한 양을 사용하기 어려워 충분한 효과를 보기 어렵다.

자외선 차단제는 '선스크린'이나 '선크림', '선블럭' 등의 다양한 이름으로 시중에 나와 있다. 게다가 유기자차, 무기자차, SPF 등 헷갈리는 용어들도 쓰인다.

우선 SPF는 자외선 B의 차단 효과를 말한다. 숫자 1당 15~20분간 차단 효과가 있어서 SPF 20이면 최소 3시간은 자외선 차단 효과가 있다는 의미다.

PA는 자외선 A의 차단 효과를 나타낸다. +, ++, +++로 표시하는데, +가 많을수록 차단 효과가 크다는 의미다.

권 교수는 "사람들이 스프레이형을 사용하면 적게 뿌리는 경향이 있다. 그래서 (스프레이형을 사용하면) 생각보다 차단 효과가 약하다는 단점이 있다"라고 설명한다.

PA+	0~2 자외선 차단 효과
PA++	2~4 자외선 차단 효과
PA+++	4~8 자외선 차단 효과

아토피가 있다면 크림 형태의 자외선 차단제를 충분히 도포해 피부 보습 효과를 높이는 것이 도움이 된다. 피부가 민감한 사람은 자기 피부에 맞는 제품을 골라 알레르기 반응이 일어나지 않도록 주의해야 한다.

SPF 지수가 높다고 무조건 좋은 것도 아니다. 사용 2~3시간이 지나면 땀 등으로 효과가 떨어지기 때문이다.

권 교수는 "SPF 지수가 높은 제품이 효과가 높기는 하지만 SPF 50 제품이 SPF 30 제품보다 효과까지 약 1.5배 차이 나는 것은 아니다. 차라리 제때 열심히 더 덧바르는 것이 훨씬 효과적이다"라고 조언한다.

전문가들은 자외선 차단제가 자외선 차단이라는 효능 외에 피부에 좋은 점은 없지만, 그 이득이 훨씬 크기 때문에 꼭 발라야 한다고 조언한다. 효과를 보려면 얼굴에만 500원짜리 동전 크기 양을 발라야 한다.

한 번 바른 후 여러 차례 덧바르는 것이 좋다. 외출 30분 전에 이렇게 바르고, SPF에 따라 다르지만, 외출 후 대체로 2~3시간마다 한

번씩 덧바르는 것이 권장된다. 기상청 날씨누리를 참고하면 자외선이 어느 정도인지, 어떻게 대응해야 하는지 참고할 수 있다.

국내에서 자외선 지수는 1부터 11까지 매겨진다. 11이 가장 높다. 자외선 지수에 따른 대응은 '낮음'에서 '위험'까지 총 5단계로 나뉘어 예보된다.

예를 들어, 8은 대응단계 '매우 높음'에 해당한다. 매우 높음은 자외선 지수 8 이상~11 미만에 해당하며, 햇볕에 노출 시 수십 분 이내에도 피부 화상을 입을 수 있는 강도다. 오전 10시~오후 3시까지 외출을 피하고 실내나 그늘에 머물러야 하며, 외출 시 긴 소매, 모자, 선글라스를 착용하고, 자외선 차단제도 발라야 한다.

짧은 순간이라도 강렬한 자외선에 노출되면 화상을 입을 수 있다. 이를 일광화상(햇빛 화상)이라 부르는데, 피부과 전문의들은 "예방이 가장 중요하다"며 외부 활동 전 자외선 차단제를 꼭 바르는 게 좋다고 당부한다.

햇빛이 강하고 맑은 날에는 30분 정도 노출되는 것만으로도 화상을 입을 수 있다. 여름휴가 기간 야외활동을 한다면 일광화상을 입기 십상이다.

일광화상은 노출된 자외선의 양에 따라 결정된다. 사계절 중 여름에, 하루 중 한낮에 가장 많다. 자외선이 다량 반사되는 해변과 모래사장에서는 특히 더욱 주의해야 한다. 엷은 구름은 자외선을

차단하지 못하기 때문에 흐린 날씨에도 자외선 노출을 가볍게 여겨
서는 안 된다.

| 자외선 단계별 대응 요령 |

단계	지수 범위	대응 요령
위험	11이상	햇볕에 노출 시 수십 분 이내에도 피부 화상을 입을 수 있어 가장 위험함 가능한 실내에 머물어야 함 외출 시 긴 소매 옷, 모자, 선글라스를 착용해야 함 자외선 차단제를 정기적으로 발라야 함
매우 높음	8이상 10이하	햇볕에 노출 시 수십 분 이내에도 피부 화상을 입을 수 있어 가장 위험함 오전10시부터 오후3시까지 외출을 피하고 실내나 그늘에 머물러야 함 외출 시 긴 소매 옷, 모자, 선글라스를 착용해야 함 자외선 차단제를 정기적으로 발라야 함
높음	6이상 7이하	햇볕에 노출 시 1~2시간 내에도 피부 화상을 입을 수 있어 위험함 한낮에는 그늘에 머물러야 함 외출 시 긴 소매 옷,모자,선글라스를 착용해야 함 자외선 차단제를 정기적으로 발라야 함
보통	3이상 5이하	2~3시간 내에도 햇볕에 노출 시 피부 화상을 입을 수 있음 모자, 선글라스를 착용해야 함 자외선 차단제를 발라야 함
낮음	2이하	햇볕 노출에 대한 보호조치가 필요하지 않음 그러나 햇볕에 민감한 피부를 가진 사람은 자외선 차단제를 발라야 함

※ 의학 자문: 서울대학교병원운영 서울특별시 보라매병원 피부과 박현선 서울의대 교수

이상은 연세대학교 강남세브란스병원 피부과 교수는 "피부색이
밝은 경우 더 취약하다. 드물지만 특정 종류의 항생제나 이뇨제·혈
압강하제·당뇨약 등을 복용한 뒤 햇볕을 쬐면 광독성 또는 광알레르
기성 피부염을 일으킬 가능성도 있다"라고 말한다.

일광화상은 회복 후에도 일시적 착색을 남길 수 있다. 어린 나이
에 중증의 일광화상을 입을 경우 나이가 들면 피부암이 발생할 가능

성이 높다.

전문의들은 일광화상에 대한 최상의 방어책으로 사전 예방의 중요성을 강조한다. 특히 자외선이 가장 강한 오전 10시~오후 2시 사이에 가급적 햇빛에 노출되지 않아야 한다고 당부한다.

무더운 여름날,
일어섰더니 머리가 '띵'

원인은
기립성 저혈압이다

●

| 의학 자문 인용 |

김대희 서울아산병원 심장내과 교수

"기립성 저혈압은
더운 여름에 특히 잘 나타난다.
운동은 유산소 위주로 하고
사우나도 아주 조심해야 한다."

더운 여름, 자리에서 일어나다가 갑자기 휘청하면서 아득한 어지러움을 느낀다면 기립성 저혈압을 의심할 필요가 있다. 특히 고령자나 현재 혈압약을 복용하고 있다면 기립성 고혈압이 더 쉽게 나타날 수 있다.

김대희 서울아산병원 심장내과 교수는 "기립성 저혈압으로 어지럼증이 심할 경우 환자가 낙상을 하거나 실신을 하게 될 수도 있어 문제가 된다"라고 말한다.

의학적으로 기립성 저혈압은 환자가 갑자기 일어섰을 때 나타나는 혈압으로 측정한다. 수축 혈압이 20mmHg 이상, 그리고 이온 혈압이 10mmHg 이상 떨어지는 것으로 정의한다.

기립성 저혈압은 특히 날씨가 더운 여름에 많이 나타난다. 더운 날씨가 지속되면 땀을 더 많이 흘리게 된다. 그러면 우리 몸은 땀을 배출하기 위해 피부 혈관들이 많이 확장되면서 혈액이 피부 주위로 몰리게 된다. 이 경우 탈수 현상이 오면서 전체 순환 혈액량이 부족하게 돼 혈압이 떨어지는 현상이 발생하면서 어지러움, 혈압 하강에 따른 피곤함 등을 느낄 수 있다.

특히 혈압약을 복용 중이거나 나이 든 어르신들의 경우 이런 현상이 더 잘 발생할 수 있다. 사람이 앉거나 누워 있다가 일어나면 혈관이 수축하면서 혈압이 떨어지는 것을 막는다.

정상적인 사람들은 갑자기 일어나서 어지럼증이 나타나는 경우에도 대부분은 바로 적응이 된다. 하지만 혈압약을 복용할 경우 대부분의 혈압약이 혈관을 확장하는 성분이라 이런 혈관의 수축 작용이 제대로 이뤄지기 힘들다.

따라서 고온과 습한 날씨가 장기간 이어질 때에는 겨울 못지않게 혈압을 항시 확인해야 한다. 고혈압 환자가 평소 감압제를 복용하고 있다면 기립성 저혈압이나 혈압 하강에 따른 피곤함을 느낄 가능성이 있다.

운동 중 갑작스러운 혈압 변화도 피해야 한다. 무거운 기구를 이용하는 중량운동을 할 경우 최저 혈압(확장기 혈압)이 크게 상승할 수 있다.

이때 호흡을 멈추지 않고 지속적으로 유지하는 것이 중요하다. 따라서 낮은 강도에서 장시간 할 수 있는 유산소 운동이 좋다.

운동 후 뜨거운 사우나를 하는 것도 조심해야 한다. 사우나도 땀을 많이 흘리고 피부 혈관이 많이 확장돼 혈액이 피부로 많이 쏠려 있어 기립성 저혈압이 굉장히 쉽게 나타날 수 있기 때문이다.

김 교수는 "환자들에게 사우나도 굉장히 조심하라고 얘기한다"며 "실신하거나 낙상해서 오는 경우도 드물게 있다"라고 말한다.

기립성 저혈압을 피할 수 있는 가장 큰 방법은 더운 환경에 노출되지 않고 충분한 수분 보충을 하는 것이다. 탈수는 기립성 저혈압을 일으키는 주요 요인이기 때문이다. 만약에 더운 환경에서 작업이나 일을 해야 하는 상황이라면 압박스타킹을 신는 것도 기립성 저혈압 예방에 커다란 도움이 될 수 있다.

김 교수는 "환자들에게 운동할 때 자세를 서서히 바꿀 것을 얘기한다"며 "누웠다가 갑자기 일어나지 말고 중간에 잠깐 앉았다가 천천히 일어나는 식으로 천천히 자세를 변경하도록 교육한다"라고 말한다.

이어 "몸이 적응하는 시간을 주면 기립성 저혈압도 조금은 적게 나타날 수 있다"라고 조언한다.

06

여름철 민감한
장(腸) 건강법

올바른 식단과 적당한 운동으로
장을 보호해야 한다

•

| 의학 자문 인용 |

박재우 강동경희대병원 한방내과 교수
정지원 서울아산병원 감염내과 교수

●

때 이른 더위가 찾아오면 아이스크림, 맥주, 아이스커피 등 시원한 음식이 입에 끌린다. 하지만 이런 찬 음식을 무절제하게 많이 먹다간 과민대장 증후군을 유발할 수 있어 조심해야 한다. 특히 평소 장이 약한데 찬 음식을 자주 찾을 경우 가뜩이나 약한 장을 더 예민한 상태로 만들 수 있다.

박재우 강동경희대병원 한방내과 교수는 "과민성 장 증후군은 대장내시경 등 여러 검사상 특별한 질환이 없으면서 복부 팽만감 등의 복부 불편감 및 복통이 반복되고 설사, 변비 등의 배변 습관의 변화를 동반할 수 있다"라고 말한다.

과민성 장 증후군은 특히 여름에 더 잘 발생한다. 여름철의 고온 다습한 환경은 장 기능을 취약하게 만들 수 있기 때문이다.

박 교수는 "습하고 더운 외부 환경에 비해 인체는 항상 일정한 온도를 유지하기 때문에 상대적으로 속이 차게 되는 현상이 발생하기 때문"이라고 설명한다.

또한, 찬 음식을 먹으면 소화기관의 온도가 내려가면서 소화 효소가 제 기능을 하지 못할 수 있어 음식물 소화가 잘 안 되고 배탈, 설사 등으로 이어지기도 한다.

박 교수는 "한방에서는 날것이나 찬 음식을 '생냉지물(生冷之物)'로 지칭해 위장을 상하게 하고 비위를 약하게 한다고 말한다"며 "찬 음식은 일시적으로는 몸을 시원하게 만드는 것 같지만, 위장관에는 좋지 않은 영향을 미친다"라고 말한다.

자신의 평소 체질을 알면 여름철 과민성 장 증후군 증상을 관리하기 더 쉽다. 본인이 체질적으로 소화 기능이 약하고, 속이 찬 경우라면 음식 선택 시 찹쌀, 닭고기, 부추 등 성질이 따뜻한 음식을 위주로 선택하고, 돼지고기, 빙과류, 녹두 등 성질이 찬 음식을 피하는 것이 좋다.

아랫배가 자주 아프고, 설사도 잦은 경우라면 '마'를 활용하면 좋다. 또 평소 변비가 심한 경우라면 야채류나 수분의 섭취를 늘리고 그래도 변비 증상이 지속하면 알로에 등도 도움이 된다. 다만, 알로

에의 경우 속이 차고 냉한 경우라면 오랫동안 복용하지 않는 것이 좋다.

더운 날씨로 컨디션이 떨어진다면 삼계탕이나 전복, 장어 같은 고단백의 보양식으로 소화 기능도 높이고, 체내 기운을 보강할 수 있는 보양 요법을 활용하는 것도 한 가지 방법이 될 수 있다.

근력이나 체력이 약한 사람의 경우 아침, 저녁으로 비교적 날이 뜨겁지 않고, 햇빛에 노출되지 않을 수 있는 때를 활용해 가볍게 땀이 날 정도의 운동을 꾸준히 하는 것도 도움이 된다.

박 교수는 "덥다고 에어컨 바람 속에서만 생활하다 보면 '정기(正氣, 체내 기본적인 체력 혹은 면역력)'가 손상될 수 있으니 적절한 운동을 곁들이면 건강하게 여름을 보낼 수 있다"라고 조언한다.

온도와 습도가 높은 여름, 음식 섭취와 관련해 특히 주의할 또 하나의 질환은 바로 식중독이다.

정지원 서울아산병원 감염내과 교수는 "식중독을 막기 위해서는 위생 상태를 관리하고 날음식을 주의해야 한다"라고 말한다. 고온다습한 날씨로 세균 번식이 빨라 음식물이 상하기 쉽기 때문이다.

식중독 같은 식품매개질환은 음식물 섭취를 통해 소화기가 감염되고 배탈과 설사 등의 증상이 급성 또는 만성으로 발현된다. 발열·구역질·구토·설사·복통·발진 등의 증세가 나타난다.

세균은 주로 섭씨 0~60도에서 번식한다. 따라서 식중독 예방을 위해선 저장은 4도 이하에서, 가열은 60도 이상에서 해야 한다.

예외적으로 몇몇 세균에 의한 독소는 내열성을 지니고 있어 60도 이상으로 가열해도 식중독을 유발할 가능성이 있다. 포도상구균, 바실루스균, 클로스트리디움균의 독소는 가열해도 증식이 가능하다. 따라서 조리된 음식을 섭취하되 되도록 즉시 먹는 게 좋다.

| 식중독 예방수칙 |

손 씻기
흐르는 물에 비누로 30초 이상 씻기

익혀 먹기
육류 중심 온도 75℃, 어패류 85℃에서 1분 이상 익히기

끓여 먹기
물은 끓여서 마시기

세척·소독하기
식재료·조리기구는 깨끗이 세척·소독하기

구분 사용하기
날음식과 조리음식 전용 칼과 도마를 구분 사용

보관 온도 지키기
냉장식품은 5℃ 이하, 냉장식품은 -18℃ 이하

정 교수는 식중독 예방을 위해 남거나 상하기 쉬운 음식은 조리 후 1시간 이내에 냉장 보관하기, 조리한 음식과 익히지 않은 음식 섞지 않기, 행주는 매일 바꾸고 삶아서 사용하기, 재가열한 음식이 남으면 버리기, 도마는 철저히 닦아 건조시키기 등을 조언한다.

또한, 외출하거나 더러운 것을 만지거나 화장실에 다녀온 뒤에는 손 씻기가 필수다. 손에 상처가 있다면 황색포도상구균에 오염됐을 가능성이 있어 음식을 조리해선 안 된다.

식중독 사고가 빈발하는 여름에는 지하수나 약수, 우물물을 마시지 않는 것도 중요하다.

정 교수는 "수돗물과 달리 염소 소독을 안 한 상태이므로 각종 식중독균 오염 가능성이 있다"라고 설명한다.

덥고 습한 여름,
통증으로 잠 설친다면?

면역 저하로 인한
'대상포진' 의심해야

•

| 의학 자문 인용 |

권순효 강동경희대병원 피부과 교수
주은정 강북삼성병원 감염내과 교수

●　　밤에 통증으로 잠을 자기 힘든 시간이 계속되면 면역저하로 대
상포진에 걸렸을 가능성이 있다. 대상포진은 어렸을 때 수두를 일으
키는 수두대상포진 바이러스에 1차 감염된 후 바이러스가 신경 조직
에 잠복해 있다가 면역력이 떨어지면 다시 재발하는 병이다.

　수두 대상포진 바이러스가 다시 활동하면 극심한 통증을 일으킨
다. 환자 10명 중 6명이 50대 이상이라 중장년층, 고령층의 주의가
필요하다.

　대상포진은 특히 여름철에 환자가 증가한다. 뜨겁고 습한 날씨가
반복되면서 지쳐서 면역력도 떨어지기 쉽기 때문이다. 실제로 건강

보험심사평가원의 통계에 따르면, 2019년 대상포진으로 병원을 찾은 환자는 8월에 9만 2,847명으로 가장 많았다.

대상포진은 수두를 앓은 경험이 있다면 누구나 걸릴 수 있다. 다만 한번 걸리면 면역이 형성돼 다시 잘 걸리지 않는 편이다.

권순효 강동경희대병원 피부과 교수는 "어린아이들이나 신생아들은 대상포진으로 인한 물집을 만지면 감염돼 수두가 생길 수 있어 보호자의 주의가 필요하다"며 "그 외에는 재감염 위험은 거의 없는 편"이라고 말한다.

대상포진의 대표적인 증상으로는 피부 발진과 함께 통증을 들 수 있다. 일반적으로 수일 또는 수주 안에 발진이 일어난다. 심하게는 감각 이상(저림, 따끔거림, 피부 무감각)과 가려움을 동반하고 예리한 데 찌르거나 베인 듯한 통증이 발생한다. 산통보다 더 큰 통증이라고 표현된다.

대상포진이 발병하면 통증으로 인해 처음에는 요로결석 등 다른 질환으로 오해하는 경우가 많다. 피부 발진이 올라오기 전 뻐근하거나 쑤시고 찌릿하고 따끔거리는 등의 증상이 나타나기 때문이다.

권 교수는 "통증이 있고 2~3일 후 피부 병변이 올라오는 경우가 많아 그때 대상포진으로 병원을 찾는 편"이라며 "통증은 사람마다 다른데, 심하면 잠을 잘 자지 못하고 생활에 어려움을 겪을 정도인 경우도 있고 백신 접종을 받았다면 통증을 잘 못 느끼고 넘어가는 경우도 있다"라고 설명한다.

드물게 바이러스가 중추신경계를 침범하는 경우가 있는데, 이 경우 뇌수막염, 뇌염 등을 일으킬 수도 있으며 면역저하 환자에게는 대상포진이 전신의 피부에 나타나고, 뇌수막염, 뇌염으로 진행하거나 간염이나 폐렴을 일으킬 수도 있다.

대상포진은 항바이러스제와 진통제를 처방한다. 항바이러스제를 기본으로 처방하면서 동시에 심한 통증이 있을 경우 진통제를 병행하는 방식이다. 바이러스의 경우 치료를 시작하고 일주일 정도면 치료가 가능하다.

대상포진 치료 중 하나인 항바이러스제는 72시간 이후의 치료 효과가 증명되지 않는 등 조기에 치료하는 게 중요하다. 대상포진 치료의 목표는 통증 억제, 바이러스 확산, 이차 세균감염 억제, 포진 후 통증 등의 합병증 예방 및 최소화다.

하지만 통증 치료는 좀 더 오래 받아야 하는 경우가 많다. 통증이 후유증처럼 남아서 오래 지속되는 경우가 많기 때문이다. 때에 따라 항경련제와 항우울제를 사용하는 경우도 있다.

주은정 강북삼성병원 감염내과 교수는 "발진 자체로도 전기에 감전된 듯한 통증 등을 유발할 수 있지만 발진이 사라진 뒤에도 통증이 계속 이어지는 대상포진 후 신경통(PHN), 안구 침범(HZO) 등 다양한 합병증이 이어질 수 있다"라며 고령층의 대상포진 관리의 중요성을 강조한다.

주 교수는 "대상포진은 지속적인 통증은 물론 안면 흉터, 시력상실, 신경마비, 뇌수막염 등 합병증이 나타날 수 있다"며 "나이가 들면 바이러스 재활성 억제 면역세포와 기능이 떨어지며 대상포진 발생률과 합병증 위험을 높인다. 규칙적인 생활과 함께 대상포진 예방접종을 받는 게 좋다"라고 말한다.

대상포진을 예방하는 방법은 백신 접종이 유일하다. 대상포진을 일으키는 수두대상포진 바이러스가 신경에 잠복해 있다가 면역력이 떨어지면서 다시 활성화되는 질병이기 때문이다.

최근에는 만 50세 이상 성인에서 97.2%의 예방 효과를 보이는 유전자 재조합 백신이 도입돼 50세 이상뿐만 아니라 생백신 접종은 어렵지만 발병 위험이 높은 만 18세 이상 면역저하자도 접종할 수 있게 됐다. 백신은 1회 접종으로 예방 효과는 연령에 따라 다르지만 약 51% 수준이다.

권 교수는 "지금 맞는 백신의 경우 예방 효과는 절반 정도에 그치고 있지만 가장 문제가 되는 신경통을 많이 줄여주는 편이다"라고 말한다.

또한, "대상포진은 최근에 과로를 했다든가, 잠을 잘 못 잤다든가 하면 잘 발생한다"며 "평상시 건강관리와 식사를 잘하고 수면을 잘 취하면 그나마 예방이 잘 되지 않을까 생각한다"라고 조언한다.

| 대상포진 백신 파이프라인 개발 현황 |

구분	전임상	임상 1상	임상 2상	임상 3상	임상 4상
Gsk-다이이찌산쿄 싱그릭스					
SK케미컬 스카이조스터					
큐레보 CRT-101					
차 백신연구소 CVI-VZV-001					
유바이오로직스 HZV vaccine					
백시텍칸시노 VTP-400					
지원생명과학·KAIST VGX-5100					
바이오테크·화이자					

자료: 바이오센추리

준비된 사람만
누릴 수 있는

100세
건강시대 1

1판 1쇄 발행 2023년 10월 16일
1판 4쇄 발행 2024년 2월 5일

지은이 뉴스1 편집국
펴낸이 이영섭
마케팅 박용석, 윤성식, 이석원, 이지민
책임편집 김정한
편 집 최지향
웹디자인 이선정, 홍예나, 조현정, 이수정
디자인 NURI
일러스트 양혜림, 김지영

펴낸곳 뉴스1
출판등록 2017년 8월 18일(제 2017-000112호)
주소 (03160) 서울 종로구 종로47, SC빌딩 17층
전화 02-397-7000
이메일 webmaster@news1.kr

ISBN 979-11-961731-2-8 (13510), 979-11-961731-4-2 (세트)

Memo